叙事医学人文系列丛书

Precision Medicine Based on
Narrative Medicine is the Future

叙事医学故事

—— 精准医学时代的一剂良方

于照祥　主编

西北大学出版社

·西安·

图书在版编目（CIP）数据

叙事医学故事：精准医学时代的一剂良方／于照祥
主编 . -- 西安：西北大学出版社，2024. 8. -- ISBN
978 - 7 - 5604 - 5452 - 8

Ⅰ . R

中国国家版本馆 CIP 数据核字第 20244787TA 号

叙事医学故事——精准医学时代的一剂良方

XUSHI YIXUE GUSHI——JINGZHUN YIXUE SHIDAI DE YIJI LIANGFANG

主　　编　于照祥

出版发行　西北大学出版社

地　　址　西安市太白北路 229 号

邮　　编　710069

电　　话　029 - 88303310

网　　址　http：//nwupress. nwu. edu. cn

电子邮箱　xdpress@ nwu. edu. cn

经　　销　全国新华书店

印　　刷　陕西瑞升印务有限公司

开　　本　787mm×1092mm　1/16

印　　张　18

字　　数　240 千字

版　　次　2024 年 8 月第 1 版　2024 年 8 月第 1 次印刷

书　　号　ISBN 978 - 7 - 5604 - 5452 - 8

定　　价　86. 00 元

如有印装质量问题，请与本社联系调换，电话 029 - 88302966。

《叙事医学故事
——精准医学时代的一剂良方》

编 委 会

主　编　于照祥

副主编　朱红缨　安玮娜　杨西萍　任晓英　周雪坤

编　委　(以姓氏笔画为序)

于延玲	于照祥	马雪	马璇	王丹
王乐	王朵	王欣	王群	王玉玺
王敏雯	毛万兵	石颖鹏	卢阳	田云青
付惠玲	白海倩	朱红缨	任晓英	任雪梅
刘倩	刘娟	刘明明	刘宝胤	刘建行
刘嘉瑞	安玮娜	孙杨	孙甫	孙亚楠
严爱爱	李文静	李超男	杨帆	杨琳
杨静	杨西萍	何娟	何慧媛	余军玲
汪位位	汪燕娥	张文	张华	张珍
张倩	张水娟	张庆林	陈蕊	陈倩倩
武寿玲	苟碧柳	罗彤	周雪坤	郑建云
孟洁	赵薇	胡芳芳	姜荷媛	贾卓鹏
柴李娜	党咏琦	倪亚萍	徐靖茹	高翠
郭雯	郭子薇	席嫚	黄彩凤	曹梅
常佳	崔萍	符江峰	梁豪	惠佩佩
樊荣	冀冉			

序

我最近受山东省医学会会长邀约来到济南做客，探讨叙事医学如何深化在各级医院各大科室的临床实践、科学研究和成果转化，提升临床科室的"软实力""暖实力"和"智实力"，形成循证与叙事相融合的医疗新业态，为民众提供科学诊治和叙事照护相结合的健康新模式，助力医院高质量发展，同时服务于我国新质生产力发展的总体需求。

期间，我忙里偷闲去淄博市临淄区齐文化博物馆看了一场演出。我亲眼"目睹"了齐国两个重要人物的风采，一个是纳谏如流的"齐威王"，一个是善用隐喻叙事的齐国外交家——"淳于髡"。歌剧给我留下深刻印象，也诱发我思考许多事情。

歌剧中的故事情节设置是齐威王执政期间（史书记载是齐威王八年），楚国派大军攻打齐国。齐王打算派淳于髡出使赵国请求援兵，让他携带礼物黄金百斤、驷马车十辆。淳于髡一看哈哈大笑，笑得把帽带都挣断了。

齐王问："先生是嫌礼物少吗？"淳于髡说："怎敢嫌少！"齐王说："那你为什么笑？"淳于髡说："刚才我从东边过来，看见路边有一个农民在祭祀地神，一手拿着一只猪蹄，一手拿着一杯酒，祈祷说：'保佑我家高坡的收成满筐装，坑洼的收成用车载，五谷满仓，丰盛全家。'我看他拿出的祭品不多，可想要的东西却不少，所以我才笑他。"

深谙叙事之道的淳于髡通过这个故事，以农夫"所持者狭而所欲者奢"来暗示齐王给赵国的礼物太少，可能难以达到搬兵求援的目的。虚怀若谷和足智多谋的齐王明白了他的意思，于是把礼品增加到黄金千镒、白璧十对、驷马车百辆。淳于髡于是带着这些礼物到了赵国，赵王给了他精兵十万，战车千辆。楚军听到这个消息，当夜就撤兵了。

在我个人看来，淳于髡和齐威王所讲的农夫祭祀地神的故事未必是真实的，很可能是自己杜撰的，或者临时创设的。但是，正是这个故事起到决定性作用，淳于髡既保留齐威王的颜面，又达到不辱使命去赵国搬兵的目的，可谓一举两得。藉由这个故事，我想起被誉为现代医学之父的奥斯勒为妻子创设《天堂来信》的故事。

一对中年夫妇，他们在四十几岁高龄时有了第一个孩子，但不幸的是，这个父母已经取好名字的男婴在出生第 7 天就因感染疾病夭折了。夫妇俩非常痛苦，丈夫为了安慰每天沉浸在悲恸之中、茶饭不思、夜不能寐的妻子，想了很多办法，都无法将妻子从丧子之痛、心悸失眠的状态中解救出来。自己同样承受着丧子之痛，还要照顾因此生病的妻子，这让丈夫心力交瘁，身体状况也明显受到影响。医生丈夫冥思苦想，终于想到了一个方法，他试着以夭折的孩子的名义，从天国给孩子母亲写了一封信，诉说自己离开父母之后，在天国过着幸福生活的诸多细节，以回应父母的诸多关切。

故事里的丈夫就是大名鼎鼎的现代临床医学教育之父，创建美国约翰·霍普金斯医院的"四巨头"之一、现代医学教育住培模式的开创者——威廉·奥斯勒爵士（Sir William Osler）。奥斯勒的妻子读完信后，痛哭一场。说也奇怪，此后，奥斯勒妻子的身体逐渐康复，重新回归到正常的生命进程中。一年之后，一个健康的男婴出生，多年后，孩子长成了帅小伙儿。

故事里，妻子的病是由于丧子造成的，是因为突发的压力性事件造成的心理威胁在身体上的表现，因而，光靠药物无法真正治愈妻子的内心伤痛。这时对妻子开展生命共同体之间的存在性陪伴，帮助其创设有利于心身恢复的故事空间，从不利于患者的故事中走出来，比对其进行"技术性帮助"更重要。事实上，临床工作中，我们医务人员与患者本人和患者家属通过存在性陪伴、情感性沟通和关系性互动，我们就有能力将患者解救出来，这是一门需要掌握的叙事艺术。

奥斯勒不愧是所处时代最伟大的人文主义医生，他具备非常高的叙事素养。故事里，奥斯勒既是患者，又是患者家属。作为孩子父亲，他一定也因丧子而心身俱伤，但他同时也是医生，能够在三个身份之间自由转换，能更好地把握好换视角思考的契机，理解了不同生命主体的内心和情感，一封看似杜撰或者创设的信既治愈了妻子，也治愈了自己。

叙事医学为什么要倡导我们医务人员分享故事和创作故事呢？我们广大医务工作者在漫长的医疗服务工作中，尤其临床一线的医务工作者见证了一幕又一幕生离死别的现场，也目睹了医学上一个又一个治愈的奇迹，我们难免会滋生太多感慨、压抑、彷徨、失落、失败、悲伤、欢乐和幸福等复杂情感，我们需要与人建立叙事连接，我们需要找人倾诉、我们或喜或悲的情感需要分享、我们需要叙事。因为人与人之间最基本的关系就是叙事关系。唯有讲出来我们心中的幸福或者苦难，唯有分享出来我们的关切以及对医学的反思，我们的灵魂才能得到舒缓和安抚，我们的情感才能得到宣泄和释放，我们未来从医的路才能得到进步和成长，我们的医学才能得以进步。

丹麦著名女作家艾萨克·迪内森曾说过这样一句话：每个人

都有故事要讲，讲故事使人成为人。作为高校老师，也作为中国叙事医学全新理念构建者和倡导者以及实践者，我经常鼓励医学教育者、医院管理者和临床医生一定要首先学会叙事。最基本的要求是一定要首先讲故事，而且要善于讲故事，尤其要向齐国淳于髡先生以及威廉·奥斯勒先生学习，不断提升个人叙事素养和职业叙事能力，善用隐喻叙事，善于讲小故事，善于化繁为简，而且能时时根据不同语境，信手拈来，而不是只会讲大道理或者枯燥乏味的理论，这尤其体现在医患沟通中。医生善用隐喻叙事，善用生活中的常识和患者以及患者家属沟通会瞬间拉近医患之间的距离，医患互信会瞬间得以建立起来，患者的依从性、就医体验和满意度也会相应提升，医患共决策也会顺利实施，和谐的医患关系随之而来。

故事恒久远，一则永流传。

医务工作者平时工作总是很忙碌，如果遇到出门诊，用餐总是争分夺秒，即便喝口水或者去个洗手间也要争分夺秒，我们总是太过辛苦，我们甚至无暇顾及自己的家人，尤其是子女的生活和教育。各行各业家庭成员心身健康数据表明：医务人员子女的心身健康问题的严重程度排在第二位，医务人员把全部爱和热忱放在了患者身上。临床工作者每次出门诊或者早上交接班或者查房时总是不厌其烦地和同事讲解各种注意事项，生怕有一丝遗漏。生命至上，不敢怠慢，也不能怠慢，这是刻在骨子里的。管床医生有时晚上睡觉都不敢关机，生怕患者遇到重大生命安全隐患。

行医是一种艺术，而非交易；行医是一种使命，而非一种商业，行医之人务必坚守"科学脑"和"人文心"并重。医院的手术室总是灯火通明，医生仿佛钢铁侠一般的存在。我们时而会看到经过一夜手术的外科医生在大功告成后累倒在手术室旁边的地板上

4

呼呼大睡。手术期间对患者病情的复杂性和由此可能带来的并发症或者潜在风险，只有亲身参与手术的团队才会一清二楚。期间主刀医生的紧张和担心，甚至纠结，门外的患者家属无从知晓，唯一牵挂的就是患者能否手术顺利，活着出来和尽快康复；但凡手术有一丝瑕疵也要闹个不可开交，甚至对簿公堂，让主刀医生团队所有的辛苦付诸东流，这类故事每天都在全国各地真实上演着，但是普通民众对此却无从知晓。

医患之间曾经也正在发生着很多或充满温情或充满遗憾的小故事，总有一些感人的瞬间需要捕捉和长久的留存。如果我们愿意分享出来，愿意创作出来，就会有更多人知道我们曾经付出了怎样的努力和执着。如果我们愿意写出来，我们内心的压抑、痛苦、迷茫、彷徨甚至挫败感就会有个宣泄口，经由叙事创作调节，我们的心身会变得更加健康。

丹麦才女作家艾萨克·迪内森还有一句经典名言：如果我们能将内心的压抑、痛楚、悲伤、挫败等当作故事的一部分讲述出来，倾诉出来，释放出来，那么一切苦难就可以得到舒缓，至少可以承受。医务人员在漫长而艰辛的工作生涯中，总会亲身经历许许多多十万火急和生死一瞬间的事件，总有些医疗事件会触动那根最脆弱的神经，总有些患者难以忘记，总有些医疗案例或多或少给亲历者留下了难以磨灭的印记，有些刻在骨子里，有些印在心上，有些创伤事件注定伴随一生，挥之不去，成为梦魇。对于那些遭遇创伤事件影响比较严重的医务人员，更需要叙事积极地介入和疏导，因为生命自我修复的奥秘就在于叙事，生命复元力的奥秘也在于叙事。

叙事医学是运用叙事思维及叙事理念化解健康医疗语境下医护患出现的各种叙事维度危机与问题，实现高质量医疗与高品质护理的一门学科。叙事医学的出现，一方面是为了改善患者和患者家属的就医体验，提升患者和患者家属的生命安全和生命质量，尽可能最大限度去回应患者和患者家属的核心关切；另外一方面，叙事医学也要为医务人员服务，提升医生和护士的职业叙事能力以及生命复元力，尤其是针对那些遭遇创伤事件困扰的医务人员，叙事医学团队有责任更有义务运用叙事的智慧和生命叙事的力量优先提高临床一线医务人员的叙事素养，再者就是运用叙事创作调节的方式为临床一线医务人员赋能。

叙事赋能是人与人之间被倾听、被理解、被回应和被触动时所产生的自觉改变和成长的力量。对于那些造成创伤型叙事闭锁状态的尘封往事，我们更需要借助叙事智慧重新赋予它们更加积极向上的意义，重新赋予正能量，从而指导我们奋勇前行，鞭策我们努力进步。我们积极鼓励医务人员通过对过去创伤型闭锁事件的叙事性反思和不断分享，使这些创伤故事和经历转化成正能量的储藏室，以蓄积更多的叙事智慧，给周围同事以启示和启发，这也是建立生命叙事共同体所需。同时，医务人员在不断叙事赋能中，需要不断修复创伤事件曾给自己留下的负面影响，消除不利因素，并使自己尽快重新获取适应社会关系和扮演不同身份的能力，以分散自己的注意力，从创伤事件的阴影中早日走出来。

医务人员一方面要积极提升与他人主动建立人际叙事关系的能力，最终锻炼出更具有韧性的生命力，使自己的生命故事或者职业生涯得以健康顺利地延续下去，另一方面也可以避免职业共情枯竭和职业倦怠带来的双重危机，这就是生命叙事的力量。叙事存在于每个时代，伟大的时代可以没有高科技，但不能没有故事，人本质上就是叙事的人。正如存在主义哲学家让－保罗·萨特所讲："人永远都是讲故事者，我们生活在自己的故事和别人的故事之中，我们通过故事来看待我们所遭遇的一切，而且努力像我们讲的故事那样去生活。"

当我们愿意将医医之间、医护之间、医患之间、护护之间、护患之间、医者与患者家属之间、医者和社会之间曾经发生的温情故事讲述出来、分享出来，将一些有代表性的故事付诸笔端、形成文字，我们就能更好地反思过往，启悟他人。尤其是在医患矛盾比较尖锐的当下，我们医院管理者和临床医生以及临床护理人员一定要学会累积叙事资本，运用叙事智慧妥善处理医患纠纷，当纠纷来临时，选择积极面对，而不是畏首畏尾，束手无策，被动地面对。医生如果满脑子都是科学理性思维，如同一个人正在使用只有刃的刀，既会伤害自己又会伤害别人。循证思维是利器，叙事思维是利器的柄和鞘。叙事思维既能保护医者，又能保护患者。叙事医学与循证医学正如医学的两翼，一个关注人，一个侧重病，唯有充分融合，才能践行医学的初心和使命。

一位优秀的医院管理者一定是深谙叙事领导力的精髓，打造最佳医院叙事生态，懂得放低姿态与员工建立平等的人际叙事连接，积极帮助员工不断积累叙事资本，让员工无论是在家庭生活中还是在临床工作中都能得心应手，叙事自我不断实现跨越式成长，拥有一定叙事智慧将家庭或者工作中各维度的纠纷或者危机化解于无形中。我真心期待这本《叙事医学故事——精准医学时代的一剂良方》能够尽快付梓，以帮助更多医生、护士、患者、患者家属和普通民众认识医学、了解疾病、关注健康、扩大个人对生老病死的认知范畴，提升个人的生命健康叙事素养，成为推动社会和谐和进步的中坚力量。

医患和谐，社会和谐；医学进步，社会进步。

是为序。

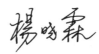

2024 年 8 月 23 日于全国首家生命健康叙事分享中心

前　言

　　二十多年前，我大学毕业，刚刚成为一名外科医生时，为掩饰内心的不自信，时常板着脸孔、寡言少语，刻意拉开与患者的距离，显示医者权威。那个时候也常常因为患者和家属的不理解而牢骚满腹、状态消极。直到30岁那年，突如其来的急腹症将我击倒，躺在冰冷的手术台上，无影灯惨白地照着，我仿佛置身于旷野当中，孤独与恐惧袭满全身。这时，主刀大夫轻柔地鼓励与安抚就像穿透寒冬的暖流，稳定了我的心神，给我以面对未知的力量。手术后主管医生和护士日日精勤地问候与照料让我感受到被守护的幸福。从医生到患者，这种身份的转变让我深刻领会到疾病的意义和医患沟通、人文关怀的价值，在实践中也更愿意与患者耐心交流、同理共情，并肩应对疾病的挑战。

　　二十多年来，无数次医疗技术的磨砺，无数个医患故事的沉淀、滋养、培育、充实着一个医者的内核，时至今日，我已成长为一名医院管理者，更真切地认识到"医学人文"是弥合医患鸿沟，提高医疗服务质量，赋能医院高质量发展的关键因素。而"叙事医学"作为医学人文的落地工具，着力于培养医生的叙事能力，以尊重、谦卑、好奇之心去面对患者，倾听、消化、理解和体验疾病背后的故事，是让医学更柔软，更有温度，回归其人学本质的可靠途径。

　　基于以上认识，2019年以来医院全力推动叙事医学学习与实

1

践，并完成叙事中心建设，通过数年的坚持，医务工作者普遍深化了对叙事的理念认知和实践自觉。更难能可贵的是，越来越多的人挤出时间，以笔为媒，用心发声，精细摹写医患互动的感人场景，借助内省的写作，得以与饱受疾苦折磨的患者及家属同频共振。

这本故事集撷取了其中的精华之作，分别来自于我们医生、护士和医学生的真实经历，他们将自己的医疗照护过程娓娓道来，既记录疾病带给患者的身心影响，也描摹诊治过程中医方的所思所悟，展现了医患之间的思想碰撞、交流合作，表达了从医者关注患者、理解患者的意愿与努力。其中，医生撰写的故事通过客观理性分析，呈现了医患双方不同的立场与观点，阅读这些故事有助于理解患者行为，促进医患沟通和共同决策；护士撰写的故事侧重于对照护过程中医患心灵世界的洞察，包括患者面对疾苦的独特体验、患者的生命和生活事件，以及医者负性情绪的自我排解等，阅读这些故事有助于深入体味医患双方的心灵震颤、情感冲突等；本书还收录了多位医学本科生、研究生及规培生撰写的文稿，他们分别从自己的视角讲述了患者及疾病背后的故事，实现了从课堂到临床的平稳过渡，并展现出医疗新生力量的朝气与人文素养。

同时，出版这部叙事医学故事集的目的还在于，专业的人员将专业的医学知识用日常的语言进行书写表达，能够让患者和处于第三方视角的读者大众比较轻松地获得医学科学知识，起到科普教育、推广医学理念、提升大众健康素养、预防疾病和健康促进的作用。

医学是什么？医生该怎样？这是每个医务人员穷其一生都要思考和回答的问题。晋代名医杨泉在《论医》中指出"夫医者，非仁爱之士不可托也，非聪明理达不可任也，非廉洁淳良不可信也"，意为医生要集仁心仁术于一身。习近平总书记也多次勉励医务工作者要修医德、行仁术，怀救苦之心、做苍生大医。如果说医术精湛是医者安家立命的本事，那么人文精神、叙事能力则是医生永葆学医初心，全心全意为患者服务的基石。祝愿每位医务人员在探求生命奥秘、守护人民健康的道路上孜孜不倦、德技双馨。

于明祥

2024 年 8 月

3

目　录

医学的温度　重拾生命的希望

抚慰伤痛　心灵疗愈

跨越壁垒　医患共舞

生命的回响　坚韧的共鸣

生死相依　生命边缘的陪伴

医学的温度
重拾生命的希望

难寻"元凶"的疑案

文/郑建云（病理科）

那是 5 月的一个下午，天气已渐渐炎热，诊室里冷气开得很足，我照常在显微镜下聚精会神与细胞"对话"。窗口的电话铃声突然响起，接电话的同事告诉我，一位患者家属想要见我。

来到诊室的是一位儒雅的中年男士，中等身材，略显清瘦，天气虽热，衬衫的扣子仍然一丝不苟地扣到颈下，两鬓隐约可见少许白发。他彬彬有礼地自我介绍姓吴，是替他爱人来咨询病理检查结果。

吴先生疲惫的步态和焦灼不安又带有期盼的眼神，一进门便引起了我的注意，让我也感受到他在连日心理煎熬中的挣扎。

"您请坐，"我指着旁边的凳子示意他坐下，"患者是什么情况，能和我说说吗？"

"上周我爱人在家看电视时，无意间摸到脖子上有个'疙瘩'，不痛不痒，就告诉了我，"吴先生缓缓陈述，"就算不疼，我们还是觉得到医院检查一下放心。到医院后，医生说淋巴结肿大需要住院手术。这不，手术做完了病理也送了，我就很担心，这两天天天夜里睡不好，想早点知道病理检查的结果，所以冒昧前来

3

找您。"

感受到吴先生投向我的带有祈求意味的殷切目光，时间似乎有那么一瞬凝滞了，房间里的安静和凉爽都化作无形的重量，攀上我的肩头，箍住我的胸口。这目光里既包含着盼望早一点得知我做出的判决的希冀，又有着忧惧会得到一个他不想得到的结果的躲闪。这一刻，他的家庭、他的未来、他的幸福似乎全都维系在我接下来的回答里。

看看手头那份尚未发出的病理报告，我沉吟了稍许，轻声说："希望您有心理准备，结果确实不容乐观，病理检查的结果是颈部淋巴结转移性腺癌。"

吴先生眼里那一点希冀的微光霎时黯淡了，眉头攒在一起，透露出失望和疑惑交织的眼神，喃喃："转移性……癌？"

"是的，这个报告包含了两个意思，一是恶性，二是转移。"我解释道，"就是说'元凶'不在淋巴结，我们还需要寻找肿瘤的来源，但也不一定都能找到来源。"

吴先生听得很认真，但脸上的表情依然是困惑的。"淋巴结、淋巴管和淋巴管内的淋巴液是淋巴系统重要的组成部分，癌细胞可以通过淋巴管到达淋巴结，"我接着解释，"打个比方说，淋巴管相当于'长城'，淋巴结相当于'烽火台'，淋巴液中的异常情况传送到淋巴结，淋巴结就肿大起来，就像烽火台发出报警信号。"

我一边说一边观察着吴先生的表情，看出他的不解中包含着一层并不想承认这个事实的意味："我也提一个建议，您可以另找一家医院亚专科进行病理会诊。病理组织学图像存在同病异像、异病同像，就是说癌的组织图像千变万化，不尽相同，相同的组织图像在不同部位可能是不同的诊断结果。"

"同病异像……异病同像……"吴先生喃喃重复着我刚刚传递的概念。"是的，病理是经验性和主观性很强的学科，专家之间意见不一致也是常有和正常的事，对有分歧的病例，尤其是面临重大治疗方向选择的时候，尤其要慎重。多听听别的专家意见，是避免误诊的关键途径。"

"好的，我大概了解了，就听您的，再请别的专家会会诊。"吴先生眼底深处似乎又燃起了若隐若现的希望。即便那希望渺茫，但我想，就算是最坏的结果，他也需要一点时间来慢慢接受，何况，我也希望能够听到别的专家不同的诊断意见。

"您加一下我微信，中间有任何疑问都可以随时和我沟通……"

目送吴先生蹒跚而去的背影，那微驼的后背，稍许蹒跚的步伐，他手里那张薄薄的切片此时似乎重若千钧。我知道，他负重去探寻的，是前方的未知，也是一个家庭的希望。

按照我的建议，吴先生先后找了 3 家医院的病理科会诊。每一次专家提出的疑问和意见，他都会给我打来电话交流。"他们说的都和您一样，是癌，还需要找到来源。"

既然几家医院病理相互印证了诊断结果，那么尽快找到原发灶以进行针对性的治疗就成为当务之急。"她上个月才做过卵巢手术，会不会是这里的问题？"吴先生提出他的猜测。对，根据患者的性别和病史，应该首先想到这个转移性癌的"元凶"可能在生殖系统。

有了思路和方向，我们立刻着手查阅上个月的卵巢手术记录以及所有病理切片。肿瘤直径约 7 毫米，当时的病理诊断是良性。我们再次对保存的切片仔细查看，但是左看右看还是没有发现任何恶性肿瘤的蛛丝马迹。接着，我们又做了进一步的深切片，但还是没有发现异常。

吴先生再一次找到我时，是来归还上次借去的病理切片。他也想再和我聊聊，这个来源不明的肿瘤令他十分烦恼，但有些话也不方便和他爱人多说，这个时候，医生也许就是他最好的交谈对象。

面对吴先生的疑惑，我坦率告诉他："医学是一门不确定的

医学的温度 重拾生命的希望

科学，很多时候我们都无法获得明确的诊断。根据患者目前的检查情况，我们考虑可能是隐匿性癌。就是说，依据现有的医学影像学检查无法找到原发癌病灶，但切除转移病灶病理学检查结果证实为某部位癌引起的转移。""找不到原发灶，下一步该怎么办？能不能治疗？"吴先生殷切地看着我，等着我给他一个明确的指引。

"就我个人的工作还有生活来说，您爱人这样的病例也不是个例了，我身边的朋友就有发现腋窝或颈部淋巴结转移癌，按照引流部位切除乳腺或甲状腺，全部标本都找不到病灶的情况。"

"这样啊，原来我们这种情况也不少见，这样好还是不好？"听到他们的情况也不是孤例的时候，吴先生挺了挺背，神情更专注了。

"找不到病灶也不是啥坏事情，找到是因为肿瘤长到一定大小，影像能识别出来，这时候彻底切除原发灶可达到根治。"我继续详细解释道，"找不到我们就换一种思路，现在医学检测和治疗手段都在日新月异发展中，我们可以用转移灶做分子检测寻找治疗靶点，实现精准用药，所谓异病同治。"

"异病同治？"

"对，就是说不同部位的肿瘤只要有相同分子改变，就可以用同一类靶向药物精准化疗。"

"您这样讲我明白了，只要有检查和治疗的办法，我们就听医生的，好好配合。"这一次吴先生离去的背影里多了些坚定，步履也更稳健。

昨天，我鼓起勇气给吴先生打去电话，询问他患者检查治疗的近况。在电话里，吴先生条理清晰地给我介绍了他们近日来求医的情况——分子检测结果找到了靶点和敏感药物，正在接受治疗，但治疗中副反应非常明显，他们也在努力克服。

"化疗的副作用是一过性的，停药后会消失，坚持的过程确实很痛苦，但一定不要轻易放弃。"虽然仅仅有两面之缘，但我已把吴先生当作了朋友，电话两头的我和他，都在为患者暗暗打气加油。

这是一个少见的局限于目前医学技术所限难寻"元凶"的疑案。在探究病因的过程中我们已尽全力，不能实实在在揪住"凶手"的落空感虽然让我感到一些无奈和愧疚，但在和患者家属的沟通中，医患之间的真诚坦率、理解互信也让我感到一些安慰。

我在心里默默祝福患者能获得好的疗效，同时，与患者和家属寻踪觅"凶"的过程中，我也深深体会到，医学，或许达不到总是治愈，但在冰冷的医学术语里，努力寻求生活化的、有温度的语言，使心力交瘁的患者和家属感到被安慰、被支持，也是一名医者应该做并且能够做的事。

用信任托起生命不可承受之轻

文/陈蕊(妇产科教研室)

前不久，我曾经为其手术过的患者方阿姨来医院复查，令我印象极为深刻的是，她每次来复查后，都会向我深深鞠躬致谢。这次来，是术后3个月，她特意为我送来一面锦旗。"陈主任，3个月前，当医生诊断我患宫颈癌时，犹如天崩地裂，我和家人瞬间陷入万丈深渊，陷入无尽的痛苦。是您，救了我一条性命，给了我整个家庭的平安与祥和。"方阿姨还是那样文质彬彬，表达她发自内心的谢意。此时的她看上去虽然还是那样瘦弱，但是气色不错，眉眼里满是笑意。

在我接触过的不计其数的患者中，方阿姨是尤为特殊的一位。那天，我正在上专家门诊，妇科门诊走廊的联排椅上坐满了前来求诊的患者和家属，一位身形单薄的老年女性走进了我的诊室。

"医生，我已经绝经了16年，但是最近一周出现阴道流血，并且感觉到头晕，身上也没有力气。因为我还患有多种疾病，也不敢大意，请您帮我检查检查，看看这次是什么情况。"一位年逾60的老年女性在就诊时，能够对自己的症状与诉求表达得如此清晰有条理，我第一感觉便是，接下来的沟通与诊治一定会很顺利。

我先安排方阿姨做了妇科 B 超，B 超提示："宫腔积液，宫颈实性占位？"老年女性，又有阴道流血的症状，加上 B 超检查的提示，宫颈癌的可能性非常高，我便提议："您需要进一步做病理学检查，以明确宫颈病变的性质……"

"谢谢你，医生，真是麻烦你了。"完成了宫颈取样，方阿姨双手合十向我道谢后，拿着样本去送检了。

再次见到方阿姨，是一周以后。此时她的病理检查报告出来，确诊宫颈鳞状细胞癌，被收住到了妇科病房。

询问既往病史我得知，方阿姨年轻的时候便发现甲状腺功能减退，一直坚持服用优甲乐，16 年前因发现垂体腺瘤，做了伽马刀手术。同时她还被诊断出"尼曼－皮克病"，这是一种罕见疾病，如果是幼年发病则无法存活至成年。好在方阿姨属于成年型，可以长期生存，但也没有特效治疗方法。她还患有"三系细胞减少"，需要规律输血，以维持正常的身体机能状态。

在多种疑难疾患的长期折磨下，方阿姨身体十分消瘦，大约 1 米 6 的身高，体重仅 70 多斤，并且因为骨质疏松，近年来多次发生胸部椎体及肋骨骨折。可以说，方阿姨是一个非常脆弱的"玻璃人"。

宫颈癌根治术本就是妇科腹腔内最大、最复杂的手术，方阿姨的身体条件如此之差，手术的风险更是被无限放大。我向方阿姨和家属仔细讲解分析了她目前合并多种复杂疾病的情况，告知这种情况下进行宫颈癌手术可能出现的并发症和风险。

第二天，方阿姨的儿子找到我，他说："陈主任，我们思考了一晚上，虽然我们也很清楚手术的风险很大，但我在网上查阅了您的资料，了解到您具有非常深厚的专业背景和非常丰富的手术经验，我们信任您，决定就在您这里做手术。"

"您也不要有什么顾虑，我妈妈的身体状况，我们都非常清楚，您只管放心大胆地去做手术，手术台上的任何情况，我们都能接受，谅解意外的发生。"他接着补充道。

宫颈癌如能尽早手术治疗，生存率很高。方阿姨被多种疑难疾病长期折磨，仍然保持着积极的心态，努力寻求与疾病共存，她坚强的意志深深感动着我，我愿意尽我最大的力量，去帮助她攻克健康之路上的这一道难关。同时，我也被他们毫无保留的信赖所打动，因此我决定利用能调动的一切力量，来完成这次超高难度的挑战。

手术前，我邀请内分泌科、血液科、麻醉科专家进行了多学科会诊，充分评估方阿姨的各项指标，并用药物调节方阿姨身体的激素水平，以确保手术时她能达到最佳的身体机能状态。而我则做好手术中可能发生的各种状况的预案，备好足量手术用血，查阅大量资料，力争将手术时长控制在安全的范围内。

尽管方阿姨和她的家属一再向我表示，无论发生什么情况他们都能接受，但是，健康所系，性命相托，作为医者的责任与使命仍然使我不敢有丝毫的大意。做好万全的准备之后，我择期为方阿姨进行了腹腔镜下广泛性全子宫＋盆腹腔淋巴清扫术。

在术前的接触中，我已经了解了方阿姨在长期多种疾患的情况下身体十分羸弱，然而当她褪去衣物被护士抬上手术台时，我仍然不免被所看到的情况所震撼——这是一副多么脆弱的躯体！枯槁的皮肤裹着纤细的躯干，肋骨根根清晰可见，双腿还不及常人的手臂粗细。

护士小心翼翼地将方阿姨安置在手术台上并摆放好体位，唯恐动作幅度稍大一点，便会让这纤弱的身体受到伤害。而我在手术中，更是屏息凝神，在腹腔镜直视下，仔细避开输尿管、神经，彻底清扫腹腔内的淋巴结。手术前所做的充足准备令我此时胸有成竹，在精细操作，准确剥离的同时，双手的动作迅速敏捷，手术在预计的时间内一气呵成。

我此前一直高度紧张的神经终于松弛下来，手术非常成功。方阿姨的子宫被切除，在保留神经的情况下腹腔内的淋巴结也得以彻底清扫。术后病理结果回报，手术切缘干净，没有淋巴转移。这意味着，手术后无须再进行放疗、化疗，方阿姨的身体不必承受这些双刃剑的打击。

方阿姨术后的恢复如预期一般顺利，很快便出院回家了。

出院后，方阿姨发来短信："尊敬的陈主任，我在您的鼎力协助下安然回家，但躺在自家床上，却思绪万千。治疗癌症的日日夜夜里，与您接触的点点滴滴，总是历历在目。您为我一个非亲非故，且体弱多病，身体存在多种安全隐患的老太婆切除癌灶。事先您进行科学分析研判，在做了充分的准备和预案的基础上，确定了最佳方案，使我的手术非常成功。我庆幸自己在癌症的沼泽中，拼死挣扎之时，遇到了救星，使我获得了人生第二次生命……您使我明白，医生之所以受到人们普遍的尊重与爱戴，正是因为医者仁心，想患者之所想，急患者之所急，医患之间的信赖自然是天经地义、理所当然。"

我为方阿姨解决了威胁她生命健康的一个重大问题，她也用她的信赖和爱戴，给了我强烈的职业获得感和提高医术的源源动力。关于医疗技术，赢得这场少见病的挑战，是技术水平的精进；关于医患关系，方阿姨一家努力寻求健康保障的同时，对医生毫无保留的信任与支持，是我敢于直面挑战的强大底气。

生命何其复杂与脆弱，但是，在医患互信的基础上，我将继续竭尽全力，去呵护每一个该珍惜的生命。

重新盛开的玫瑰

文/贾卓鹏(神经外二科)

又一个情人节到了,这个洋节逐渐被国人尤其是年轻人所追捧,就连平日肃穆安静的病房也被渲染了浓情蜜意的氛围。

今天一早查房,一大捧鲜红的玫瑰灼灼跃入我眼帘,那娇艳浓烈的色泽,似乎宣告着送花的年轻人那热烈奔放的情感。年轻护士们纷纷流露出羡慕的神色,而我突然想起了多年前的那束玫瑰……

那一年,我刚参加工作不久,晚上值班,安静的走廊被一阵急促的脚步声打破,又来了一个急诊患者。被一群人簇拥着推进来的平车上躺着一位外伤患者,年纪二十五六岁,头上已经血肉模糊,从露出的半张轮廓分明的苍白脸庞仍可以看出他本是一位英俊的小伙。父母同事一大堆人围绕着他,脚步声、呼喊声、车轮声、哭泣声瞬间让整个病区喧闹起来。

经过一夜紧张的抢救,手术很成功,小伙子生命体征已稳定。原来,这位患者小邓是某大型冷库的值班经理,他在入院的当天遭遇了一场飞来横祸——一伙蒙面歹徒冲进冷库抢劫当天的营业收入,小邓临危不惧,悄悄摁响了报警装置,却惹恼了歹徒，歹徒用自制的霰弹枪对着小邓的头部开了一枪，小邓随即倒在血泊中昏迷不醒。

随后赶到的同事家人连忙将小邓送往医院，CT检查显示他一侧大脑半球严重弹道损伤并残留多发弹头。虽然手术成功了，但小邓的意识还没有清醒。

凶案很快得以告破，但对小邓的家庭来说，所遭受的创伤却不是一时半刻就能够走出来的。先后多次手术清除了颅内残留的弹片，小邓却还是陷于长期昏迷不醒的状态。

我很钦佩这个年轻人的勇敢，作为同龄人也对他有着更深的同情。在他住院期间，每天的查房我在他床前逗留时间更长，仔细查体了解他的恢复情况，也尽量用言语宽慰他的双亲。在独子突遭意外后，两位老人肉眼可见地日益苍老。

除了父母，照顾小邓的还有一位年轻女子。女子话不多，穿着整洁优雅，手底下做事勤快利落，每天给小邓翻身叩背、鼻饲饮食、清理大小便、康复锻炼。照顾患者是一件繁重的苦差事，这位年轻女子却从无怨言，细心地照料着患者。

邓爸爸告诉我，女子是小邓的未婚妻，两人已经订了婚，原本不久之后就要去蜜月旅行，却没想到……"唉，也是个苦命的孩子。"邓爸爸叹口气道。如今小邓躺在病床上，不仅婚期遥遥无期，今后的生活一切也都是难以预料。

转眼大半年过去，情人节到了。这天小邓换上了整洁的衣物，还像往常一样安静地躺在病床上。和往日不同的是，床头多了一束娇艳欲滴的玫瑰花。一进病房，浓郁的花香扑鼻而来，那鲜亮的殷红却不知为何透露着凄婉。床边没有了那位年轻女子的身影。

这之后一连数日我都没有再见到那位女子，便小心翼翼地向邓爸爸询问。"孩子这样，也不知道还能不能醒来，就算醒过来能恢复到什么程度也不好说，娃还年轻，我们不能这样拖着她了……"邓爸爸说。显然，这是双方经过痛苦漫长的思索做出的共同决定。

同病房的病友告诉我，情人节当晚女子带着花来探望小邓，一向默不作声的她在那一天放声大哭，久久不愿离去，还是两位老人牵着她的手将她送出了病区，她走时一步三回头，眼神里的悲恸让见者也不忍心直视。

女子再没有出现，玫瑰花也渐渐枯萎扔掉了，小邓还是没有苏醒。之后为了进一步康复，家人给他办了转院。

十几年过去了。刚刚过完情人节，我下班正走在路上，耳畔突然传来一个似曾相识的声音："是贾医生吗？"循声望去，一位满头白发的老人正微笑着看着我。我努力在记忆里搜寻着，回想起多年以前横遭不幸的小邓一家，眼前的老人正是邓爸爸，他虽然又苍老了不少，但精气神却比当年好许多。

我感到欣喜，连忙打听小邓的现状。邓爸爸告诉我，小邓后来慢慢苏醒了，经过漫长的康复锻炼逐渐恢复了自理，如今也结婚生子了。老人还记得当年小邓在我们这里住院时我对他们的关照，道："那段日子是我们一家最黑暗的时候，多亏你的关心和鼓励，让我们相信前面一定有希望，这些年虽然挺难的，但也慢慢支撑着走过来了。"

感谢之余邓爸爸邀请我去家里看看，而我也想亲眼见证小邓经历磨难后重新迎回的幸福生活，便欣然前往。一进门，我就认出了那位正抱着一个两岁多男孩逗弄的小伙正是当年躺在床上生活需要别人照料的小邓，从他脸上洋溢的笑容我就知道他已经彻底走出了当年那段阴霾。

坐下来叙旧的时候，我瞥见客厅桌上放着一大捧玫瑰花，明媚活泼的嫣红流淌着幸福温暖的色调，让我感到十分轻松适意。

作为一名医者，面对生命中太多的难以预料，有时即便倾尽所能也难护患者周全，医学的不确定性常常让我们无法笃定地向患者许以一个美好的未来。然而，在这不确定当中，我们依然努力探寻着基于技术之外的帮助，用医者之心呵护每一个承受苦难的生命。

玫瑰有凋零之时，也有重新绽放的日子。那经历过磨难再绽放的花朵，更美，更艳，更动人心扉。

一支杜冷丁

文/马璇(重症医学科)

作为一名重症监护室医生,每天面对着形形色色的危重患者,见证着许许多多的悲欢离合,在匆忙的脚步中,在各种监护仪、呼吸机的嘀嘀声里,情感似乎被紧张忙碌的工作节奏磨砺得强韧而淡然,理性的临床思维占据着日常的主导。

然而,总有一些人,总有一些事,不经意间会触动我心底隐秘而柔软的角落,让感性之情在瞬间萌发,去向理性之思叩问。

那是几年前的一个清晨,在监护室例行的晨交班会上,夜班医生汇报夜间接收了一位年仅26岁的肺癌晚期孕妇。交接班结束后我便赶忙过去查看患者情况。她有个好听的名字——小卉,正是如鲜花一般盛开的年纪,此刻却憔悴蜷缩在重症监护室的病床上,消瘦衰弱,肤色苍白,整个人似乎就快要融进白色被褥里。费力的喘息令她无法躺平,她半倚在摇起的病床上,脸上还扣着帮助她维持通气的呼吸面罩。看到年轻鲜活的生命被疾病折磨得如此羸弱,我心里不禁涌上一阵酸楚。我轻轻握住小卉的手,鼓励了她一番。尽管虚弱得难以言语,小卉还是透过呼吸面罩向我投来感激的目光并微微点头。

小卉在此次怀孕之后常常感到气短，本以为与怀孕有关便未在意，孕期 4 个月时气短的症状愈发严重，无奈来到医院做了胸部 CT 检查，才发现双肺已布满肿瘤，胸腔内还有大量积液。此时小卉已是肿瘤晚期，现有的治疗手段无法逆转疾病进程，只能通过对症支持来缓解她的痛苦，能多延续生命一些日子。

我们为小卉做了胸腔闭式引流，将压迫肺脏的积液通过管道持续排放出来，这样能稍稍缓解一些她的气短症状。并通过静脉通道为她补充一些营养成分和抗感染药物。

当小卉精神状态稍好一些的时候，我会陪着她聊一会儿天。聊天中得知，她结婚很早，家里还有一个正上幼儿园的女儿。说起女儿时，小卉脸上流露出一抹笑意，但随即又很快黯淡下来。原本充满了希望的生活因为不期而至的疾病失去了未来，肚子里的宝宝已经没有机会来看看这个世界，而妈妈也时日无多。

一天，我们发现小卉的胎心停了。请来妇产科医师会诊，意见为：无需特殊处理，等待宫缩后自然流产。我更是着意在每天忙碌工作中尽量多抽一点时间去看看小卉，再安抚安抚她，尽量让她在失去宝宝的悲苦中感受多一点的温暖。

一天早晨，小卉告诉我她肚子疼。因为宫内的胎儿已经停止发育，此时的宫缩就意味着接下来要流产。我立即联系了妇产科医师，确认我的判断后，我们连忙准备好流产所需的用物，然后我握住小卉的手静静等待着。小卉紧紧抓住我的手，眼里充满了惊恐，问道："一会儿是不是特别疼？"我强忍住哽咽说："不会很疼的，如果你觉得太疼的话，我给你止疼！"得到我的承诺，小卉放心地点点头。

一阵阵宫缩来得愈加紧迫，小卉的表情越来越痛苦，眉头紧紧蹙着，原本就苍白的脸上更是不见一点血色。我的手也被她握得生疼。不忍心看她如此痛苦，我告诉护士："给小卉注射一支杜冷丁！"

一旁的同事连声反对："不能打，不能打，杜冷丁会抑制宫缩，会有风险！"医学思维的理性告诉我，同事说的对，这样做的后果很有可能是胎儿不能及时排出来，有宫内感染的危险。

然而，多日来的相处，我早已将小卉看作妹妹，看她在生命的最后阶段还要遭受如此痛苦，我心如刀绞。我颤抖着声音对护士说："给她打一支杜冷丁吧！不要再让她痛苦了，她已经这样了，就不要在乎宫缩了，有什么问题我来负责！"

注射了杜冷丁之后，小卉没那么疼了，她紧紧抓着我的手也慢慢放松了，额头上沁满豆大汗珠的她慢慢平静下来。

幸运的是，随后不久，胎儿也顺利排出。就在我起身准备离开她时，听到了微弱的一声"谢谢马医生"。因为紧张而忘记了的眼泪此刻再也忍不住夺眶而出，我抱了抱小卉，让她好好休息，连忙转过脸去快步回到办公室。

没过几天，小卉就离开了。当日值班的同事告诉我，她走得很平静。终于放下了所有牵挂的她，再也不会有痛苦。在她生命的最后一程，我能为她做的有限，但是能让她尽量少一点痛苦，多一点被关心的安慰，走得更安然一些，我心里多少感到有些释然。

忙碌的时光总是过得飞快。监护室里，或是悲伤或是欣喜的故事仍在不断上演。小卉的故事就此深埋于我的心底，当我偶尔不经意间回想起时，依然会为她感到悲伤，但更多的是对生命的深深敬畏。我们的这一段故事，也是我从医之路上一堂深刻的生命之课。

我是谁

文/崔萍(神经外一科)

我是谁？是一位在临床一线工作 26 年的护士。

我是谁？是一位神经外科护士长。

我是谁？我也是一位患者。

今年 4 月初，在繁忙的工作之余偶然看见医院微信群中发出的《关于 2024 年国际护士节系列活动方案的通知》，突然意识到，哦，又是一年护士节要到了。我脑海里不禁浮现出一段往事，现在想来，那段经历许是我生命中不可或缺的一部分，它让我找到了自己，也找到了与患者、与家属、与生命对话的方式。

算起来整整两年了。两年前的 5 月 12 日，为了迎接属于自己的节日，我早早起来收拾利索，满心欢喜地骑上共享单车奔赴岗位。却没想到，这天，改变了我的生活轨迹。

在过一个丁字路口时，我被一辆突然出现的右转出租车撞倒在斑马线上，伴随着剧烈的腰部疼痛，我站不起来了。此时我还没有意识到，迎接我的竟会是腰 1 椎体爆裂骨折，我更想不到，我将面临一个艰难的选择。于是，就在这个护士节，我由一位护士，变成了一位患者。

我住院了。严格的 24 小时卧床对于平日里爱运动的我来说真是一种煎熬，我像被无数条隐形的丝带捆绑在病床上，绑得结结实实，没有一丝活动的余地。腰部的剧烈疼痛时刻提醒我自己现在是个患者的事实。但我还不能接纳这个身份，我无法忍受自己在病床上解决如厕需求，平时工作时给患者教的各种办法真切地用在自己身上还真是难以做到，便仗着自己也是医务人员的"便利"，让人架着我下地去卫生间。

"虽然下地很疼，去卫生间也很艰难，如厕更是难上加难，但这总好过我在病床上失去尊严。"我想。但我被主管医生和护士"抓包"，也受到了批评，他们说我是最不听话的患者。紧接着，我又被骨科主任"约谈"，他告诉我，如果我能够好好配合绝对卧床两个月，他可以考虑为我进行手法复位保守治疗，但前提是绝对卧床，一次都不能起床下地，若我做不到，他建议我尽早做手术，因为一旦髓腔受到压迫，有肢体功能障碍的风险，说白了，就是瘫痪。

生存还是毁灭？这是一个问题。这晚，我彻夜难眠，有了和莎士比亚笔下人物哈姆雷特一样的思考：保守治疗还是手术治疗？要是保守治疗，两个月的绝对卧床自己到底能不能坚持？要是手术，术后恢复怎么办？能恢复得好吗？保守与手术，到底选择哪个代价才会更小？此刻，我终于体会到平时工作中对于治疗方案的选择，患者和家属为什么总是犹豫不决、迟迟不肯答复。

慎重思考后，我还是决定保守治疗。

第二日，顺利进行完手法复位后我暗暗发誓：绝对不再下床！于是，从早上起我便不敢喝一口水，让那一刻到来得更晚一些，再晚一些。但该来的还是来了：小腹部渐渐发胀。"不能再憋了，否则膀胱过度膨胀想尿也尿不出了！"此刻，我的专业知识占领了"高地"，它开始说服我的意识。好吧！我请陪护大姐为我垫上便盆，拉上帘子，开始努力。一次、两次、三次……我满头大汗，越着急好像越尿不出来。隔壁病床的大姐听到了动静，开始安慰我："妹子，别急，放轻松，刚开始我也这样，死活尿不出来，后来我慢慢放松下来，眼睛闭上，想象溪流、小河的声音，想象自己就是婴孩，不受控制，就算弄脏了床单也不会有人批评，慢慢地就成功了!"我照着大姐说的方法，果然，历经一个多小时的努力，我终于解锁了这项"新技能"。没想到，我这个从业20多年的专业护士，竟然反过来需要患者教会自己在病床上的如厕技巧，不禁回想过去，遇到类似患者，曾经的我是怎么宣教的呢？或许是"很简单呀，只需要……"我考虑的仅仅是"科学脑"，是规范的操作动作，我可能并没有意识到，这个简单的动作在一个陌生环境下是难以做到的，更需要自己有一颗"人文心"，设身处地地为患者解决困惑。我真该谢谢隔壁床那位病友大姐，并向她学习。

接下来的日子就真的是要"躺平"了，本以为这难得的假期能让我好好休息，可骤然歇下来让我觉得时间过得好慢，虽然医生和护士都是熟识的人，却还是弥补不了我内心的寂寞。住院期间，我不止一次地想，我曾护理过的患者，在医院这个陌生的地方，饱受疾病折磨，有些家还在外地，举目无亲，他们该多么难过和无助。所以，作为医务人员，我们不仅要缓解患者躯体的病痛，还要深入了解他们的心理状况，把患者当成自己的亲人、朋友，陪伴在他们最需要的时刻。

过了几天，科室的护士来看我，带来了我平时工作用的笔记本电脑，我正疑惑，就听到她们齐刷刷地对我说："领导，您该排班啦，还有下周工作没安排呢! 护士长的活太难干了，还是得您自己干。要是我们这边有些什么写写算算的活您也多帮忙弄弄，反正您闲着也是闲着!""你们这些没心肝的，我都成这样了还压迫我，看我好了怎么收拾你们……"不等我说完，她们就撂下电脑都跑了。这一天我排班、做计划，不知不觉就天黑了，晚上也是睡得格外香。后面，护士们每天都会轮流给我汇报科室的工作动态，渐渐地，笔记本、打印机、文件盒等办公用具都出现在了我的病床周围，我又开始忙碌起来，又从一个患者变成护士长了。隔壁床的阿姨说和我住一起真好，看我每天忙忙碌碌，跟她说说笑笑，她感觉时间也不是那么难熬了。

每天趴着或躺着工作，原以为难熬的两个月竟然很快就过去了。主管医生和护士由原来的批评变为夸奖，他们说我是最配合、心态最阳光的患者。

终于，我能下床了！我体会到了下地后头重脚轻像踩棉花似的晕乎乎的感觉；体会到了因长时间卧床突然运动后的肌肉酸痛；体会到了康复训练恢复腰部功能的艰辛；体会到了和肇事方交涉令人气恼的心情；体会到了聘请律师打官司程序的烦琐；但也体会到了医院同事对我的关爱，以及护士们用叙事医学帮助我打败疾病的良苦用心……本以为20多年临床护理工作的经历使我早就能换位思考体会患者感受，但经过这次，我才真正体会到作为一个患者的伤痛和不易。

历时近4个月，我终于又回到我的工作岗位，虽然仿佛从不曾离开过，我觉得我变得柔软了。我再也不会为患者的犹豫不决而急躁，不会因他们不能在床上排便觉得无能，不会在他们喊疼时觉得矫情，不会因为无法坚持治疗所需要的体位时批评他们不够坚强……我会用温柔的语气讲述发生在我身上的故事，我也曾是一位患者，也经历过在床上不能排便的尴尬，遇到康复中的困难也曾千百次地想要放弃……我也曾是他们中的一员。

护士、护士长、患者……我到底是谁？这不重要，重要的是，我确信，叙事护理让我们带着温暖爱意去看待我们的工作和生活，以感知理性的态度看待问题，为患者治疗疾病的同时也让患者得到切实的心理照顾和关心，疗愈患者的同时也滋养了我们自己。

门诊科普叙事赋能　照亮患者生命之光

文/罗彤　杨静（门诊部）

"让我们用热烈的掌声欢迎神外二科金林主任上场……"今天门诊部举办了第 17 期健康科普大讲堂活动。一大早，我们就开始布置场地、调试设备，只为能给前来听讲的患者和家属呈现最完美、最受益的科普讲座。

讲座很快开始了，场地内熙来攘往，大家的积极性都很高，不时爆发出阵阵雷鸣般的掌声。神外二科护士现场教患者学习预防脑部疾病的康复操，门诊部护士针对如何预防高血压为大家呈现了一场轻松欢快的律动操，现场所有患者都纷纷站起来和护士一起跳着、笑着……

我呢，因为是本期活动的小组成员，趁主任正在讲课的时候，自然而然承担起了安排有意愿的患者就座听讲的任务。当我正在安排一位奶奶入座的时候，突然从背后传来一句话："是这儿吗？我看海报里写的地点就是这啊。"

我转身看到了一对夫妻，妻子焦急地在寻找什么，丈夫抱着一束鲜花紧跟在后面。我赶忙上前询问："您是找哪里呀？"妻子说："我们是之前神外二科的住院患者，前两天在你们发的海报上看到金林主任今天有讲座，所以特地过来感谢金主任，但是我们有点迷路了。"说着阿姨不好意思地低下了头。我指向金林主任所在的位置："就是这儿，您看，主任正在讲课呢。"夫妻俩立马望向金主任的方向，叔叔更是激动地冲向金主任，将手里的鲜花一把塞到了主任怀里。

这惊喜的一幕让大家都有点怔住了。回过神后我将话筒递到叔叔手里，他用颤抖的双手接过话筒说道："大家好，我是金主任的老病号，也一直在关注着医院的动向，上周看见你们发布的门诊健康科普讲座，刚好今天是金主任讲课，我也想来参与一下，主要是想现场当面感谢金主任把我从死神手里抢了回来。我2019年因为脑出血紧急入院，是金主任把我的命救了回来，后续的一系列并发症差点让我瘫痪在床，可是你们看，我现在生龙活虎、斗志昂扬呢！"叔叔笑呵呵地说。

原来叔叔是金主任的老病号了，金主任四年前救了叔叔的命，并且在这四年内从不间断地为叔叔提供各种康复治疗，叔叔也一步一步坚强、勇敢地走过来了。阿姨接过话筒说："我们真的要感谢门诊提供这样一个渠道，让大家在看病之余，还能够听到这么优秀的医生向大家讲解详细的疾病知识，我们需要这样的平台。如果有机会，我也愿意将自己的经验分享给大家，帮助更多人重拾战胜疾病的信心。"

随后我安排叔叔阿姨坐到最前面的位置。见叔叔的情绪还是久久不能平复，我将手轻轻搭在叔叔的肩上，发自内心地向叔叔竖起了大拇指。叔叔会心一笑，也向我竖起大拇指。我是为叔叔的坚强不屈而竖起佩服的大拇指，叔叔是为门诊部造福患者的优秀活动而竖起感谢的大拇指，我们俩相视一笑。

活动接近尾声的时候，我看到叔叔跃跃欲试，我走到叔叔面前蹲下身问叔叔是有什么需求吗，叔叔告诉我："我想唱首歌。"我有些不解，阿姨看出了我的疑虑，接过话说："《万里长城永不倒》这首歌是你叔叔平常最喜欢听的歌，也是因为这首歌歌词里的精神，让他一步一步坚持过来，他要像这首歌的歌名一样屹立不动，不被病魔打倒，也是想用这首歌来感谢你们。"我起身向主持老师说明情况，主持老师当即对活动流程进行调整。听到报幕人员说叔叔要上场时，现场观众顿时掌声如潮。

"冲开血路，挥手上吧，要致力国家中兴，岂让国土再遭践踏，这睡狮渐已醒……"

听完叔叔阿姨的故事，再看向座无虚席的观众席，我的内心更加坚定了门诊健康科普活动要持之以恒办下去的决心，不为别的，只为将更多的健康知识分享给大家，让更多的人受益，帮助更多的人认识到健康的重要性。

还记得在第 13 期健康科普活动的时候，门诊部联合产科开展了"世界母乳喂养周"主题活动，整个活动现场熙熙攘攘，在座的孕妈和宝爸们积极性都很高。活动中有专科护士现场为大家讲解哺乳期如何正确喂养，门诊部编排了与孕期及哺乳相关且非常有趣的"你比我猜"小游戏环节。让我印象深刻的是有位孕妈在一位阿姨陪同下步伐轻快地进入活动场地。因为其他孕妈都是在爱人的陪伴下，所以我对这二人格外关注。活动开始后，这位孕妈十分积极，参加"你比我猜"时，她也是竭尽全力去完成，我担心地守在她的身旁，下场后她告诉我说："我这是二胎，第一个宝宝就是在你们医院生的，你们医院医生护士态度好，服务好，所以生二胎我就毋庸置疑地选择了你们医院。"旁边的阿姨说："我其实也是你们门诊健康科普活动的忠实粉丝，前两天刚看了你们的线上科普讲座，这不今天线下活动我们娘俩就一起来了。"听到阿姨这话，我才知道原来我们的每一分努力、坚持都是有回报的，孕妈的"毋庸置疑"、家属的"忠实粉丝"充分表达了对我们医院的信任，对我们门诊健康科普活动的肯定。

活动的最后一项是邀请几位宝爸体验分娩疼痛，第一个上场的是位体格强壮的男士，大家都对他抱有很大的期待。结果还没几分钟，他就开始叫停，面部五官都拧在一起，直呼忍受不了，腹部感觉要被撕裂，痛到无法呼吸，甚至疼到直飙眼泪。产科护士立刻停止体验，结果一看疼痛级别才到 4 级。结束后他紧紧抱住妻子说："太疼了，原来生孩子这么疼，我一个大老爷们都坚持不住，老婆，你太不容易了！"另一位大哥结束后疼到不能直立行走，我连忙搀扶他坐下休息，大哥说："这种疼痛远超过我的想象，就像是经历了人间炼狱。"我轻声说："所有的母亲都是不容易的，她们整个生产过程要经历 10～12 级的疼痛才能顺利把宝宝生出来，所以您要更加珍惜您的爱人和母亲呀！"大哥若有所思地连连点头。

活动结束后，我看见一位奶奶拉着杨静护士长的手激动地说道："太谢谢你们了，我关注你们公众号很久了，你们每次推送的健康讲座内容我都会关注，而且我每期都来，一期都不落，特地过来听听专业人士的建议。谢谢你们时刻为我们着想，非亲非故你们又有什么理由来帮助我们这些素不相识的人，更何况还是专门请一些专家来讲解，遇到你们，是我们患者和家属的幸运，你们一定要一直办下去呀。"杨静护士长紧紧攥着奶奶的手，郑重地点点头说道："奶奶，只要您身体健康比啥都强，我们也会一直将活动办下去，您有任何需要直接来找我们就行，我们一直在这里……"

这就是我们举办门诊健康科普大讲堂的意义所在。星星之火可以燎原，我们也将用我们特殊的方式竭力帮助患者解除困扰，只是为了在这条通往健康的道路上，能为患者指明方向，能为患者撑起遮风挡雨的伞，帮助患者结识相伴而行的同路人，让这条道路不再冷清，不再孤寂，一路生花，一路向阳！

用一点甜流动起孕育生命的能量

文/赵薇（产科）

那天，我如往常一样早早来到医院。清晨阳光灿烂，晒得人暖洋洋的，每个行人身上都像披了一层金色薄纱。

迈着轻快的脚步踏进病房，我看到一位年轻孕妇卧在床上，手里虚握着一团卫生纸，阳光笼在她浸满汗水的杂乱发丝上，又倾泻而下，在她身上镀了一层令人眩晕的光圈。

这位孕妈妈比我还要小3岁，因妊娠剧吐入院治疗。看到我进来，她无力地睁了睁眼，发出一声轻叹。我替她拢了拢额前被汗水浸成一绺绺的湿发，轻声安慰："妹妹，你现在感觉好点了吗，能吃进东西了不？"她费力地摇了摇头，紧接着又剧烈咳嗽起来，其间还夹杂着阵阵呕吐声。"姐，我真的太难受了，我一吃就吐一吃就吐，我真的坚持不下去了，实在不行我想打掉这个孩子，我受不了了，呜呜呜……可能我就没有当妈的命。"说着，她侧过脸去用手抹着眼泪。我试图安慰她："妹妹，你放松心情，多休息，有什么委屈都可以给我说，如果有什么东西或气味让你觉得难受就告诉我，我帮你想想办法。"

妊娠剧吐不同于孕早期的早孕反应，病因至今不明，患者多剧烈呕吐，常因大量呕吐、无法进食引起水、电解质紊乱，以及酸碱平衡失调等并发症，严重时还会出现抑郁倾向。这位妹妹已经有了放弃胎儿的动摇心态，所以我非常关注她的心理，希望能在这段艰难的时期给她稍稍加上一把力，帮她迈过这道坎。

结束一天的工作后，我想着再去看看妹妹。她是不是还没有吃饭？她被汗液和呕吐物浸湿的头发有没有人给擦拭干净？我一边想着一边走进病房，在她桌上放下一根香蕉，道："妹妹，吃饭了吗？给你根香蕉，坚持住，我会陪着你度过这段难熬的时间，你也要相信自己。"妊娠剧吐患者很容易因大量呕吐缺钾，而香蕉含钾丰富，我希望能为她补充一点体力，在生理平衡的基础上，我更希望提供她调节心理层面平衡的内在动力。

果然，我看到她眼神亮了亮，微笑着对我说："谢谢你。"她顿了顿接着说："好多人都说我矫情，别人怀孕都吐，也没看见谁因为孕吐住院，连我家人也不理解……可我真的很难受。"

我想也许类似的病例可以让她感到自己并不孤独，从怀疑沮丧的负面情绪中走出来，便鼓励道："妹妹，好多人都把妊娠剧吐和普通孕吐分不清，其实两种情况是不一样的。前阵子也有个孕妈和你症状一模一样，她孕期甚至比怀孕前的体重还下降了4公斤，可她最后也顺利止吐、恢复饮食出院了。我理解你的感受，让我们一起对抗这个困扰，好吗？"她点点头。住院期间，她积极配合补液治疗，后来呕吐症状也慢慢好转，胎儿的一切指标也都恢复正常。

1周后，妹妹达到出院指标，我期待着5个月后她的孩子呱呱坠地，也打心眼里祝愿她在以后的日子里平安健康。

在产科不断迎接新生命的喜悦中，妹妹的经历犹如一朵小小水花，让我的心头泛起一阵涟漪后很快又归于平静。不知多久后的某天上班时，突然听见同事喊我："小薇，快来，有人找你！"我狐疑地快步走向护士站，隔着好远就看到早已出院的她站在门口对着我笑，面色绯红。"姐！你还记得我不？我那个时候孕吐很严重，你看，我现在已经好了，还有 2 个月就要生了。谢谢你当时鼓励我，支持我，你不知道那对我有多重要，我出院后还长胖了呢！"说罢，妹妹将手里一个大大的袋子塞到我怀里，"姐，这是我专门给你带的，你的一根香蕉给了我信心和动力，现在我买这些香蕉送给你和其他孕妈，我也不知道说什么才好，我就是想把爱和帮助传递下去！"

　　窗外阳光还是那么灿烂，我的眼眶却湿了。作为一名产科护士，我们更懂得每一个可爱的新生命降临前的不易，也希望用一己微薄之力架起心与心的桥梁，流动起生命孕育中的能量。我也如愿看到，小小善意中的大大力量，爱与希望终究会汇聚起一股洪流，惠及每一个人。

为失色的青春涂抹一笔暖色

文/王朵（骨科一病区）

　　一个夜班，我接到急诊科的电话："马上送来一个割腕的女孩，请做好接收准备。"放下电话，我立刻准备了一张距离护士台最近的监护室床位，以便观察她的状况。没一会儿，女孩被送上来了。女孩有一头凌乱的长发、苍白的面色和漠然的眼神，她黑白配色的 T 恤袖子上沾着斑驳的血迹。

　　见此情景，我心里升腾出一种混合着微微惊悸、刺痛与酸楚的复杂情绪。还是倒春寒的季节，女孩单薄衣衫下裹着的身躯显得更加瘦弱，嶙峋的肩胛骨冷冷地突兀着，无言地表达着拒绝。

　　幸运的是，女孩伤口并不是很深，没有伤及主要动脉。与紧紧围在一旁的父母满面愁容与痛心神色形成鲜明对比的是，女孩的脸上只有冷漠和无所渴求的空洞眼神。

　　接着我配合医生迅速进行了术前准备，抽血、皮试、静脉输液……由于失血，女孩的静脉空虚干瘪，失去了青年人原本应有的弹性。我一针下去，没有回血，心里一下子紧张起来，这么年轻的孩子，不知道心理上遭受了多大的创伤，又在肉体上经受了割裂的疼痛，现在还要承受一次又一次的针扎，我实在于心不忍。好在第二针成功了。穿刺的过程中，女孩一声不吭，冷冷地看着留置针穿刺，面无表情，仿佛针头扎的不是自己，而是一个与自己不相干的人。

早上6点，清创缝合手术结束。因为采取的是臂丛麻醉，女孩返回病房时神志是清醒的。她妈妈在床旁不停地抹眼泪，却也不敢在她面前说什么。爸爸告诉我们，女孩6年前被诊断为孤独症，她平时就沉默寡言，少与人交流，这段时间以来，更是整天把自己关在卧室，也不和同学聊天，家里人她也不搭理，网课也逃避不上。昨天半夜2点，爸爸见卧室门没有关严，灯也还亮着，便想进屋去叮咛女儿早点休息，却发现女儿已经悄悄割伤了自己的手腕，床上、衣服上到处是血……妈妈哭着对我们说："你们一定要多留心我女儿，我担心她还会做傻事，求求你们了……"

我巡视完病房后，就坐在了她的病床边，观察心电监护仪，测量生命体征。熟睡中的她，眉头还微微蹙拢着，一副掩不住的被病痛折磨的倦态。其他同龄的孩子正做着色彩斑斓的美梦时，她却躺在医院病床上忍受着手术后的疼痛，靠着泵入镇痛药才能暂时缓解痛苦入睡。我不禁感叹，多好的一个姑娘啊，青春的生命本有无限可能，不该如此承受精神与身体上的双重痛苦。

第二天晨间护理时，女孩的妈妈回家取东西不在身边。我看到其他患者都去洗漱了，就过去帮她擦脸，整理她蓬乱的头发。我一面给她梳头一面试探着说："你看你这么漂亮，要是一会儿下床活动时，头发还乱糟糟的，多难受呀。"女孩并没有抗拒我靠近她，经过一夜酣睡，她的神情似乎也舒展了些。见此情形，我便开始话痨了，给她说："我像你这么大的时候，天天早上让我妈妈给我选漂亮衣服，要是我不满意，就哭着闹着不去学校。"她瘪了瘪嘴说了个"鼻涕虫"，说完又忍不住轻笑了一下。那一刻，我感觉到一些欣慰。在医院里，我们不仅能帮助患者缓解病痛，也可以通过语言抚慰患者的心灵。

　　女孩身体状况好转后，转出监护室。我把她安排到一间还住有一对老夫妇的病房，那对老夫妇对待生活的认真态度让我们都很钦佩。我想，生活的一幕幕温馨日常也许会让小女孩有所触动。爷爷患有膝关节炎，无法下地活动；奶奶腰椎间盘突出，勉强可以忍着疼痛自理生活。奶奶每天亲自给爷爷喂水喂饭，擦拭身体，大小便也都亲自料理。每天早上，奶奶总是在将爷爷打理得清清爽爽之后，才让我们给她输液治疗。我们总能看到躺在相邻两张病床上的老两口，一边一起输液，一边互相说着有趣的故事，谈着开心的过去，筹划着出院以后对生活的安排。

　　女孩在这对老夫妇不惧病苦、乐观坚韧的生活态度感染下，也渐渐开朗起来，流露出年轻人本该有的青春活力。一次路过病房时，我看到她正在教奶奶用智能手机给孙子打视频电话。奶奶笑眯眯地说："这也太神奇了，在手机上就能看到我孙子的脸。"女孩开心地说："那您想见您孙子的时候就跟我说，我用魔法把他变出来。"我看见她脸上绽开了天真顽皮的微笑，这18岁少女的明媚模样多么娇俏动人。

　　病区的护士们都为女孩的转变感到由衷高兴，赵琳琳开了自己的个人热点让她上疫情期间的学校网课，并逗她说："你要是考试考不好，可对不起我的流量啊。"病房里的人都哈哈大笑起来。

　　不久，女孩就出院了。办理出院手续时，她来到护理站，静静地看着我们笑。她虽然什么也没有说，但这温暖的笑容说明她已将往日的冰冷阴霾抛之脑后。希望往后的日子，她还会这样面带笑容地度过一天又一天。

小小窗口里的温暖

文/任雪梅（检验科）

一场秋雨一场凉，10 月的西安，已进入了雨季，每天的雨，让整个城市都变得湿漉漉、冷飕飕、阴沉沉的，行道树的叶子在雨中泛着微微枯黄的色泽……

不过今天却是温暖的一天。

一大早来到医院就感觉门诊大厅里的患者稀稀落落不是很多。今天我的排班是在我们检验科的采血窗口。7 点 50 我到采血大厅的时候，最早的采血窗口已经开放，华丽老师和米珊老师正在给患者采血。她们全神贯注于手上的工作，动作也是一气呵成，同时还不忘细心叮嘱患者采血后的各类注意事项。

我准备就绪后，就坐到了 3 号窗口。3 号窗口的位置有点特别，被一个隔断挡着，来采血的患者很容易就忽略了，所以相对于其他窗口采血的人就比较少。

可能是早晨下雨的原因，采血的人也是断断续续地来。大概到 9 点的时候人突然多了起来。我的面前来了一位年轻女子，她肚子微微隆起，一看就知道是一位准妈妈；身边跟着她的爱人，一手替她拎着包拿着外套，一手轻轻挽着她，看上去是个非常体贴的好丈夫。

我核对好患者信息后开始为她采血，这时她开口说："医生，我又遇到你了。"我突然紧张了一下，连忙问："是不是我上次给你采血的时候有点疼？"她说："不是不是。我上次来产检的时候心情不太好，你给我采血的时候关心我安慰我，还给我讲你产检的经历，你讲的那些话让我心情一下子好了，也不焦虑了。那次是我妈妈陪着我来的，妈妈看我心情好了，话也多了，回家的路上一直夸你，说你温暖热情，希望下次还能遇到你。这不，今天我就很幸运，居然真的又遇到你了。"

听她讲完我也很感动，平常工作中随手做的一点小事，能给患者带来积极的影响，还能被记住，这让我感到窗口工作虽然琐碎重复但也充满意义。

最近又到了孩子们支原体肺炎高发的季节。到中午的时候，窗口突然来了一大波家长带着孩子来检测支原体抗体。一位妈妈带着一个 7 岁的孩子来到窗口，孩子因为发烧难受有点哭闹，她温柔地安抚着孩子："宝贝不怕，你看这不是上次你生病来医院的时候，给你采血的那个阿姨吗？这个阿姨采血不疼对不对？"

听到这个妈妈这么说，我也就接着一问："宝贝，是上上周阿姨给你采血了吗？"小孩的妈妈对我说："是 5 个月前生病来医院的那一次，也是在这个窗口，你当时还说你要去里面科室轮转了，可能会好久不来窗口采血了，没想到今天又遇见你了，真好。"

我又一次被感动到了，这么久远的事，也就只是一面之缘，从她口中出来，感觉像昨天刚刚发生的……

窗口，是一个人来人往，有时候忙得连头都没时间抬的地方，更别说记住来到窗口的每一个人的脸。可是，他们却记住了我们，记住了我们对他们无意间的一句关心和问候，记住了我们口罩里的声音。所以，他们的面孔虽然陌生，却都是那么可爱。

有时候在窗口也会遇到令人烦恼的事，会被催促，会听到一些埋怨：孩子高烧着急，老人情况不好着急，排队时间太长……换个角度想想，患者的这些情绪也是可以理解的，何况还时不时会有一些暖心的人和事带给我们感动。

李卓主任常对我们说："岗位有大有小，能力有大有小，在自己的岗位上亲力亲为干好自己的每一件事，就是幸福的。"在这个小小的窗口，我用心用情去做好每一件小事，也感受到了大大的幸福。

时间过得真快，不知不觉就下班了。走出门诊大楼，我发现天居然晴了，太阳也出来了……

我周身暖洋洋的，脚步也格外轻盈，这时仿佛身临其境感受到了冰心老人的这句话："爱在左，情在右，走在生命的两旁，随时撒种，随时开花，将这一径长途点缀得花香弥漫，使得穿枝拂叶的行人，踏着荆棘，不觉得痛苦，有泪可挥，却不是悲凉。"

是的，因为播种而收获花开，即便穿枝拂叶，内心却充满希望和力量。

无声的"倾听"

文/陈倩倩（耳鼻喉科）

　　有这样一个特殊的群体，他们听不到悦耳的声音，说不出动听的话语，感受不到世界的喧嚣与热闹，只能活在无声的世界里，他们便是聋哑人。

　　2023年11月10日，我们收治了一位特殊的患者——聋哑人娜娜，以"急性化脓性扁桃体炎"住院，主诉为咽痛9天。娜娜住院后，科室工作群弹出这样一条通知："收到一位特殊患者，需要关注，希望大家多一些耐心，温柔对待。"

　　幸运的是，娜娜的文化水平并不低，即使我们不懂手语，全程也可以用文字沟通。我在纸上写："住院期间有什么疑惑或者困难都可以找我们，不用紧张。"下午到了做治疗的时间，我又给她写道："可以输液吗？"她点了点头，但她的表情让我感觉到她好像有点担忧。我再次确认："是还有什么疑问吗？"她写："软针。"我便懂了，写道："是不想打钢针，想用留置针对吗？"她连连点头，脸上露出如释重负的表情。

　　为娜娜输上液体后，我写出药物的作用及不良反应，使用留置针的注意事项，告知饮食注意事项，口服药、漱口水的使用，以及雾化、激光的作用及注意事项。确定她都明白之后，再次询问还有什么疑惑，确认再没有什么问题了才放心离开。

就这样，书写成为我们唯一的沟通方式。

下班后，我惦记着娜娜，便找她看看是不是可以聊一聊。

我问她："我们这会儿可以聊一聊吗？"

"可以啊！"

"你吃饭了没？"

"还没有，疼得不想吃。"

"不能因为咽痛就不吃饭、不喝水，这样反而影响你的康复，医院吃饭也挺方便，食堂的工作人员会在用餐时间将餐食直接送到病区。"

"我不知道几点过来，输液时也不太方便。"

"如果你愿意的话，以后我们帮你买，可以吗？"

"那太谢谢你们了！"

"你是因为什么导致听障的？方便告诉我吗？"

"小时候发了一场高烧后就这样了。我妹妹和我一样，我们都在聋哑学校上学，我已经毕业了，妹妹还在读书。我今年刚结婚，我爱人也是聋哑人。"

"那你毕业后，工作好找吗？"

"刚毕业的时候，经人介绍在工厂工作，比较辛苦，有时也会被人歧视，干了不久就辞职了。现在在西安开了一家饭店。"

"那饭店经营的怎么样？怎么去沟通呢？"

"还可以，菜单价格都是标记好的，不清楚的也可以和顾客手写沟通。"

"挺佩服你们的，积极向上，热爱生活，我应该向你们学习。"

"不、不，我们也应该向你们学习，学习更多的知识技能才能更好地适应社会，才不会被淘汰。我们只是丧失了听力和说话

医学的温度　重拾生命的希望

能力，并没有丧失学习的本领。在你们身上我感受到了尊重、耐心，并没有因为沟通困难而表现得不耐烦。"

"这些都是我们应该做的。我想说的是，没有人生来完美，任何人都有缺陷，这没什么大不了，光一定会照在每个人的身上！"

娜娜激动地握住我的手，我们相互鼓励，还互相加了联系方式，我告诉她有什么事都可以跟我说，我们都会尽力提供帮助。

回家后，我开始反思，特殊的就诊群体需要关爱，他们会羡慕健全人，会感到自卑，他们需要别人的帮助和安慰，更需要靠自己努力自食其力，努力适应社会。娜娜还可以通过文字和其他人交流，万一遇到一位不识字、无法沟通的老人呢？我就想到医护人员也有必要学习一点手语，当语言不能表达的时候，手势及文字沟通便成了全部。说做就做，我在网络上搜索了一些简单的手语认真观摩学习，想让娜娜感受到我们对她的尊重，感受到温暖。

第二天，来到病房，我尝试着用新学的简单手语与娜娜沟通。

"哇，你学习手语了吗？太厉害了！"娜娜惊喜地写。

"手语也是一种沟通方式啊，我们也要不断学习，才能更好地服务患者！"

"这几天，我体会到了原来医院也是有温度的，住院前我还担心沟通的问题，没想到遇到你们，真是太幸运了！"

娜娜入院后的几日里，我也会用简单的手语与她沟通。她的病情逐渐好转，出院时，她对我们表示感谢，客气地表示给大家添麻烦了。

我们厌烦吵闹会开玩笑说"我想静静"，但对聋哑人来说，世界一直都是静的。他们最想听到的反而是亲人的唠叨声、马路上嘈杂的喇叭声、大自然中鸟儿叽叽喳喳的叫声，可是，任凭他们怎么努力也听不到。他们的世界是无声的，但是他们依旧积极乐观，依旧热爱生活，让人钦佩。所有热爱生活的人都值得被生活温柔以待。希望通过学习和使用手语，我们能够打破沟通的障碍，为他们提供平等沟通交流的机会和支持，建立一个更加包容和平等的环境。

世界无声，仁者有爱。我们用爱心、耐心、热心和真诚打开彼此的心扉。在无声的世界里，为医患、护患之间架起了一座人间最为珍贵的沟通桥梁。医学是人学，医道重温度，我们要做有温度的医务工作者，为百姓的健康护航！

痛苦与选择

文/刘宝胤(全科医学院)

这是一个阴雨连绵的季节,"刘大夫,我爸说这会儿难受得很,感觉肚子胀疼得厉害……"患者这句话唤起我两年前一段特殊经历的记忆。

与这位患者一样,那也是一位原发性肝细胞癌晚期伴多处转移的患者。

那天清晨,如同往常一样,我在黄安镇卫生院门诊坐诊。可能是因为这几天老天爷心情比较好,连续几个大晴天,让这个寒冷的冬天显得温暖舒适。往常人满为患的诊室也只是稀稀拉拉来了几个慢病随访开药的"老病号"。

"李叔,你今年冬天这气喘控制得挺好啊,精神也挺好,咋?儿媳妇天天给你做好吃的,把精气神补起来啦?"

"哈哈,刘大夫别开玩笑了,我儿子、儿媳妇是很孝顺,但还是因为听了你的话,今年把这个药每天早晚都吸上一次,感觉精神气都好了不少呢,今年比去年冬天好过多了……"

"大夫,快去看看我爸,他这两天不舒服得厉害!"一个语气焦急的声音插话道。我抬眼一看这是一个黑黝黝的脸庞上胡子拉碴，一双眼睛明显布满血丝的中年男人，衣服袖口两个小洞边上沾着点泥土，头发上还带着两根发黄的松叶儿，裸脚穿着一双黄中带白的解放鞋。

"别急，你先说一下你爸是咋不舒服。你爸人呢？我先去瞧瞧他。"我停止和李叔的调侃，起身边走边问。

"人在车上坐着，车就在门口，他这两天肚子疼得厉害，昨天一整天都没吃喝。"

说话的这点时间里，我和这个男人已经快步走到了门口。一架已经腐朽不堪的牛拉车上铺了厚厚一层稻草，上面蜷缩着一个老人，盖着一床大花被。老人面容瘦削，皮肤发黄，颧骨高高隆起。他用右手使劲顶着右上腹的位置。"哎……哟……哎……哟……"他的一声声呻吟也是有气无力的。

大致瞧了一眼，我便想到：恶病质、皮肤发黄、右上腹疼痛。这些情况联合起来可没有好事儿。

果然，中年男人略带哭腔地说道："大夫，我爸今年 6 月份在咱们县医院看了，大夫说是肝上有个瘤子，让做化疗呢。做了两次化疗，家里实在没钱了，后面也就没有管了。他这两天疼得实在太厉害了，昨天给做的饭都没吃，水也不喝，你看看有啥便宜的药，给他治疗一下。"

这个男人我有印象，是这边"著名"的贫困户。前几年他因为给母亲治病，花光了家里的积蓄，最后母亲病情太严重抢救无效去世了。他家里还有一个傻子儿子，前几年还有媳妇儿，最后媳妇儿受不了跑了。

"让我看看之前的检查单。"我接过检查报告单，果然上腹部CT 上面写着："肝内可见高密度影，呈'牛眼征'，考虑原发性肝癌可能，请结合病理检查；胸 11 椎体至腰 1 椎体，可见局部骨质密度不均匀，伴局部椎体膨大，考虑骨转移可能。病理检查：肝细胞癌。"

肝恶性肿瘤晚期未经治疗的患者存活时间一般在 3～6 个月。这一瞬间，在我脑子里闪过很多画面，印象最深刻的是特鲁多医师的墓志铭：Often comforting, occasionally healing, always helping。这种无解之症的临终期是死神的折磨——全身多处疼痛、黄疸伴皮肤瘙痒、消化道出血、感染所致的高烧不退、腹腔积液引起的腹胀等，没有哪个常人能受得了。

我不知道怎么做才能让这对命运多舛的父子能够好受一点，只能用最直白的言语对男人描述他父亲的病情："他这是肝细胞癌伴全身多处转移，也就是大家通常所说的肿瘤晚期，目前没有任何治疗手段能治他的病。化疗可以控制一下病情进展，但是化疗容易出现各种副反应，他目前的身体状况支持不了这种治疗。我建议是给点止痛药、补点液体缓解一下症状吧。"

这一刻我感觉我像一个刽子手，残酷地斩杀了他对他父亲活着的期望。但是对于他们这种特殊的境况，这种残酷何尝不是另一种形式的慈悲？有时候我也想，从某个角度来说，医师和患者处于同样的困境，有一种治疗，可以让患者痛苦地延长一段时间生命，要不要告诉患者，患者会不会因此更纠结？

《遥远的救世主》里边丁元英有一句关于孝道的话："办到哪里是哪里，尽心尽力是标准，办到什么程度不是标准。"对于患者及家属是这样的，对于我们全科医师可能也是这样的。在某种程度辅助患者及家属做出选择也是我们应该承担的责任。当面临生死困境的时候，大部分人应该都不能坦然面对吧？安抚一下他们的情绪，让他们心理上能好受一点，这也是临终关怀的意义。

未若柳絮因风起

文/王丹（全科医学院）

　　又到了一年柳絮纷飞的季节，它们似花而又非花，如棉絮，轻柔绵软，又似白雪，纷纷扬扬，无风才到地，有风还满空。在和暖的阳光下，温润的空气里，我微闭双眼，思绪如同这漫天飞舞的柳絮，恣意飘扬，瞬间心头一颤，定格到了16岁的那年。

　　2019年的4月，我还在县城读高中。我自幼体质较弱，常见的感冒，往往也要十天半月才得以痊愈。那时我的咳嗽已经持续了一周。考完期中考试后，我回到寝室，在洗手台前又是一阵剧烈的咳，不同的是，这次咳出了血。我意识到这次感冒很严重。请假后我带着身份证去了离学校最近的妇幼保健院，拍了胸片去找内科大夫。那是一个50多岁的男医生，看了我的胸片，见我穿着校服，又是一个人，他先是和蔼地关心了我的学习生活，接着进行了问诊和听诊。他告诉我，是上呼吸道感染引发的肺炎，肺部组织受损，进而出现咯血的症状。注意到我面色紧张，他告诉我，幸好没有发烧，我也去得及时，估计入院治疗一周就可以痊愈。见我还在犹豫，他又告诉我，每天输完液后我可以回学校，尽量不耽搁上课。随后，他带我去病房，安顿好后，嘱咐护士多

医学的温度　重拾生命的希望

多照顾我。

一个小时后，父亲从小镇乘车匆匆赶来，陪我输完液已经是傍晚。吃完饭回医院的路上，河堤路两旁的杨柳在春风里舞动着枝条，柳絮随风起舞，飞上亭台楼阁，落在水面池塘，毫不吝啬地表达出对这个季节的喜爱。一抹夕阳，晚风拂面，我和父亲走在小县城的街头。父亲脚步缓慢，听我讲着学校里的事情；我不慌不忙，将日常分享给最爱的人听。

入院治疗的一周，医生每天早上都会按时为我进行听诊，询问我咯血的症状是否有所缓解，每次查房结束后都会叮嘱我要按时吃药和注意饮食。一周后，我痊愈了。得知我的抵抗力比较差，医生为我开了增强免疫力的药。

神奇的是，后来，我的抵抗力真的有所提高，感冒的次数也减少了。我相信是医生医术高明所开的药起了作用，同时我也相信，是父亲沉甸甸的关心与呵护，为我的健康筑牢防线。

很久后，和父亲聊天的时候，我问他："你还记得那年我感冒特别严重，你那段时间在县城和小镇往返多次吗？"他总是打趣说："嘿，我忘了。"

但是我不会忘记，不会忘记父亲慈爱的目光，不会忘记他无微不至的照顾，不会忘记他给了我他所能给的一切，不会忘记他永远倾向我的伞，不会忘记他帮我撑起一片天还能回头冲着我笑的模样。我知道，他也一直记得。正如他一直记得，在21年前的这个季节，小小的我出生的那天，他没握住的挥舞的镰刀砍在了自己的右腿上。后来他讲起这件事时总会说，他的小丫头几岁，那道疤就几岁。

我们无法定义某个瞬间的意义，直到它变成回忆。坐在教学楼里，抬起头，望向窗外，梨花淡白柳深青，柳絮飞时花满城。不由得想起来那年和父亲走在柳絮纷飞的街头，想起来那位和蔼可亲的医生，想起来年少岁月里的自己。

每一个孩子都有一个沉甸甸的梦想，每一个孩子都承载着一个家庭的荣光与希望。如今，我已经是一名大三的医学生，漫漫白衣路，我一直勉励自己，像柳絮一样，无所畏惧，肆意奔跑，去播撒爱，去传递爱。

此生尽兴，赤诚善良，愿以爱为氟，为感情做窝沟封闭，来抵抗岁月的龋。

一例急性肠梗阻患者的就医故事

文/王玉玺（全科医学院）

那是 2021 年的夏天，我在地方卫生院上班。卫生院平时患者不多，中午 2 点多，我在桌子上趴着睡了一会儿起来，睡眼惺忪地坐在大厅里的长椅上。

这时候，一辆三轮摩托车"突突突"地开进了医院大门。我打起精神迎了上去，只见一个愁容满面的大爷从驾驶座上下来。我向他询问是什么情况，大爷看了我一眼，没说话，眼神里写满了无奈。随他走到车后，我见车厢里坐着一个正在痛苦呻吟的老奶奶。大爷告诉我说，他老伴已经 3 天没有大便了。我赶忙说，先别下车，直接把老奶奶送到后面住院部的抢救室。

当大爷去重新发动摩托车时，我转身回急诊科拿上听诊器，便赶去住院部。住院部里，是正副两位护士长值班。大爷正在把老伴从车上往下挪，我赶紧搭了一把手搀扶老奶奶下来，这个过程中老奶奶不断"哎哟哎哟"地呻吟，看来肚子疼得厉害。我扶着她先坐到车边，然后去住院部推来了轮椅，把她推进了抢救室。

我问大爷开塞露用过了没有，他说用过了，没有效果。接下来查体，发现老奶奶中下腹部压痛，无反跳痛，未触及包块；肠鸣音亢进。直肠指诊：肛管里边没有触到什么，但是肛门括约肌很紧。

于是，我叮嘱两位护士长给老奶奶灌肠。两名护士长干活很麻利，很快便弄好了肥皂水，灌完肠让老奶奶去解手，但是只解出很少一点的水。也就是说，肥皂水灌进去以后大部分都没有排出来。

护士长斌艳又找来了一个打开但没有使用过的导尿包，剪断尿管尾端，接上一个50毫升的注射器，将尿管尖端从老奶奶肛门插进去，然后用注射器抽吸。但无论导尿管插入多深，都不见一点水被抽出来。

按卫生院的诊治条件，我还应该给老奶奶做一个心电图、拍一张腹部平片。但农村留守老人普遍没什么收入，心电图二十几块钱的费用，对他们来说也不是个小数目，所以他们拒绝了。而卫生院拍片的机器老旧，除了四肢骨头，其他基本上拍出来都很模糊，所以我也就没有给开腹部平片的检查。

我考虑老奶奶可能是急性肠梗阻，这个时候如果用缓泻剂可能解决不了问题，还会让胀痛加剧。于是我告诉大爷："去县医院看一下吧，先做检查看是什么病因，咱这里机器不行就不让你乱花钱了。"

大爷叹了一口气，依然愁容满面，也没有说话，直接去抢救室扶老伴。我知道他们老两口是不会去县医院的，而老人又不肯麻烦子女，认为子女在外也不容易，辛辛苦苦也挣不了几个钱。但他俩就这样回去，很可能突发危险。

我没有帮大爷去扶老奶奶，而是直接去了急诊。医疗科郭科长正好在大厅。我将刚才的事情告诉了他，他没说话，拔脚就往医院大门口走，这时大爷用三轮摩托载着老伴刚好到大门口。

郭科长走上前去问道："回呀？"老爷子简短说："回。"郭科长又问："是啥病？"老爷子说道："3天没大便了，刚灌了个肠，还是没解出来，让到县医院去。"郭科长说："你给你娃打电话，让把人带到县医院去看病"。老爷子说："娃也有自己的事，不麻烦他。"郭科长说："老太太都这样了，还说啥麻烦不麻烦，你把电话给我，我给你打。"郭科长拿过老爷子的手机，翻出了他儿子的电话，打电话告知了老太太的病情，又叮咛了尽快检查治疗的重要性。

打完电话，两位老人便回去了。

这件事过后大约 10 天，各村村医来卫生院开会。我惦记着老人的情况，找到他们村的村医询问。村医告诉我，当天下午，他儿子就雇了出租车将老太太送到县医院，诊断为急性肠梗阻，手术也已经做完了，估计应该快出院了。我松了口气。

回顾患者的整个诊疗过程，卫生院条件有限，一些急症确实无法给出有效的检查治疗。而医生和患者之间存在信息差，医生能传递的和患者能理解接受的也非常有限。这个时候，就需要借助更有效的连接来解决根本的问题。当时如果不是郭科长非常及时地打了那通电话，而是任由两个老人自己回去的话，老太太还不知道将陷于怎样的危险境地里。

这件事也告诉我，要做一名好医生，除了不断提高自己的业务水平，还应在有限的条件下，多站在患者角度想一想，多说几句，多做一点。在一名医生的职业生涯里，不一定记得住看过的每一个患者，但患者会记住自己的医生，因为在生命中的某个时刻，他曾将生命完完全全地托付给这名医生。

抚慰伤痛
心灵疗愈

让生命唤醒生命

文/陈蕊（妇产科教研室）

　　"恩人姐姐，告诉您一个好消息，我的孩子考上大学了，我现在觉得生活越来越有盼头。当年我生病时都没想到我能活到孩子上大学这一天，多亏您跟我谈心、给我打气，帮助我战胜病魔。"看着手机里丽丽发来的短信，我不由得为她感到高兴。一段多年前的往事慢慢浮现在脑海里。

　　那时候，我还是一名妇科的主治医生，丽丽当时是我的一位患者。她因为宫颈癌术后第二次化疗住进了妇科病房。"陈医生，你的那个5号床太难说话了，动不动就无缘无故冲我们发一顿脾气，你也说说她啊。"护士们有时会这样向我抱怨。我眼里的丽丽，才30出头的年纪，却整日无精打采，一副苦大仇深的模样，皮肤粗糙暗沉，因为化疗头发大把大把脱落，而仅有稀疏干枯的头发总是凌乱地散着，药物的副作用让她腹部经常疼痛难忍，便频频呼叫护士，对此爱莫能助的护士因此也就常常成为她发泄焦躁情绪的目标。

　　负面的情绪不利于肿瘤术后患者的康复。即便手术效果很好，加上放化疗的辅助，仍然会有很多宫颈癌患者术后复发。其

51

中，情绪状态的影响不可谓不重要，好的心情会增强人体免疫力，有助于疾病好转；相反坏心情会导致疾病进一步加重恶化。

于是我决定找丽丽好好谈一谈，看看能不能帮到她。一个下午，处理完手头的工作，我邀请丽丽来到办公室，开门见山问道："你看上去心情特别不好，能给我说一说是遇到什么问题了吗？"原本眉心紧紧蹙成一团阴沉个脸的丽丽，听完我的话表情渐渐起了微妙的变化。片刻后，她开了腔："唉，我可咋办呀！听说得了癌症也活不了几年，我死了以后，我娃儿就可怜了，老公爱赌博，把家里钱都折腾得几乎不剩啥，对我也一点都不关心，娃儿还小正上学，我这一天天泡在医院，孩子功课都没人管，我这样活着还有个啥劲嘛。"

丽丽这样一说，我回想起，确实自她入院以来，我就没见过她爱人几次，仅仅是需要签字或者交费的时候露个脸，每次都匆匆来匆匆去，从不在病房里多停留一会儿，只给我留下一个年纪不很大，说话办事不怎么沉稳的模糊印象。

丽丽的情况让人感到心头沉甸甸的，但医院里类似的情况比比皆是，甚至比她境遇还糟糕的病人也不少见。生活上的不如意绝不是放弃的理由。我对她说："人都会遇到一些不顺心甚至关乎性命安危的情况，但你也要想一想啊，笑着过也是一天，哭着过也是一天，况且哭也解决不了什么问题，那为什么不尽量过得开心一点呢？你看，和你同病房的那个姐姐，也是肿瘤术后，她的情况比你还糟，老公去世了，没家人没积蓄，住院的钱还是和同事朋友东拼西凑借来的。你的爱人虽然有些地方不太靠谱，但每次给你交钱看病也是二话不说，你这样想，他是不是也有一些可取之处？"

不同的肿瘤患者有着完全不同的生活态度，有的人悲观沮丧，有的人却斗志昂扬、乐观积极。我的一位表姐就是后者。表姐原本就很爱美，身材高挑的她追逐时尚，喜欢穿着各式各样美丽的服饰来打扮自己，不幸患上宫颈癌后，她先后经历了手术和数次的放化疗，但来自身体和精神上的打击没能让她屈服。癌症似乎更加激发了她对生命的渴望与热爱，她说即便生命倒计时，也要美美地开心地过好每一天。生病后表姐每天依然把自己打扮得很时尚，由于脱发严重不得不戴上帽子或者假发，她也要每天换不同的帽子、假发来与当天的穿着搭配。

"有机会的话，我介绍我的表姐和你认识，她和你一样都是肿瘤术后的患者，她的肿瘤分型恶性程度比你还要高，可她一点都不悲观，生活得比我们这些健康人还要丰富多彩呢。现在她已经术后 5 年，各项指标都正常。"我向丽丽提议。

丽丽若有所思地点点头。从这一天开始，她确实不再总是表现得那么怨气重重，每天尽量把稍显稀疏的头发梳理得整齐一些，对护士的态度也客气了很多。

这次谈话后不久，恰巧表姐来医院看我。我便将她带到丽丽所在病房，介绍她们相互认识。高挑漂亮的表姐进入病房，仿佛周身散发着光芒一般，我看到丽丽黯淡的眼神瞬间亮了一下。两人互换了联系方式。表姐的乐观坚强，如我所愿深深感染了丽丽。表姐患病以后，一直没有放弃她深深热爱的美容行业。她说："想在有限的生命里，多做一些喜欢的、开心的事情。"她更加乐意于将自己对美的感受和快乐传递给他人。结识了丽丽等同病相怜的病友后，表姐和她们便常常相约一起逛街、喝茶，互相鼓励、互相支持。

丽丽按照治疗安排，在出院后又多次返回继续阶段性的化疗。而我每次见到她，都能够惊喜地发现她的变化。丽丽的精神状态越来越好，在表姐的带动下也开始注意自己的服饰搭配。每当她出现在我面前，吸引我目光的不仅是她那些不同款式的假发和帽子，还有帽檐下那笑意盈盈的脸庞。

这些年来，我常常在社交媒体上看到表姐发布的自己创作的短视频，有她即兴编排的小故事、华丽的换装、在大街上走秀"炸街"……肆意展示着她对美的理解和对生活的热爱。丽丽也一直保持着和我的联系，她完成了在我这里的疗程后，回到当地定期复查体检。几年过去了，她的状况一直很稳定。在临床上，一部分宫颈癌患者在获得治愈之后 3 ~ 5 年不复发，那么在以后的10 年、20 年、30 年，甚至更长的时间，也不会出现复发、进展和转移，寿命与常人无异。丽丽术后都好几年了，定期复查各项指标都没问题。她也没有断了和表姐的联络，二人常常互相分享生活中的一些趣事，交流对一些问题的看法。在共患难和在生活的泥淖中奋力挣脱的境遇中，她们结成了情谊深厚的姐妹。

我陆陆续续地得知，丽丽回归了正常的工作，曾经看上去不太靠谱的爱人收心踏踏实实地赚钱，家里又买了新房子……今年又有了她孩子考上大学的喜讯！这不仅是一个人对抗病魔获得的新生，也是一个家庭在向着充满希望的方向大步前行！

丽丽的故事让我更加确信，生命陪伴生命，生命影响生命，生命唤醒生命的力量！在人生的路上，人有时会陷入疾病的泥潭，而我们医务工作者真正能提供的帮助，除了医疗技术，还有唤醒、激发其内在的潜能和乐观积极的心态！在唤醒中，生命的觉知一定会引领着自我，奋力地从泥潭深渊中奔腾而出。

"奥特曼"战队打怪记

文/付惠玲（儿科教研室）

一个周六的夜晚，大概 7 点左右，我正在办公室值班，突然一阵急促的电话铃声打破了夜晚的平静。

当晚值班的一线医生奚一凡焦急的声音从电话另一头传来："付老师，我刚接诊了一名 6 岁男孩，以全身出血点就诊，现在检验科危急值报告血小板只有 11×10^9/L，目前观察患儿生命体征尚平稳。"

我警惕起来，电话里指导："立即办理入院，指导患儿卧床，不得再前往任何地方做检查以防止出血，我 5 分钟后赶到！"

当我赶到病房时，朱丽媛、赵田天两位护士正在为孩子进行心电监护、监测血压。那是一个 6 岁的小男孩，呆呆地躺在床上，一脸的惊慌，可能是被大家紧张的情绪吓到了。孩子的爸爸妈妈在一旁手足无措地喃喃道："我们以为就是一般的皮疹，大概都有 3 天了，我们也没重视，孩子精神、食欲都挺好。今天下午上钢琴课，他脖子痒抓了几下，我看见有点红色的出血点，想着吃完晚饭到儿科看看，开点外涂的药膏就行了，没想到会这么严重……"

我看到眼前惊慌的孩子和家长，特意将语气放得温柔和缓，道："小朋友，你几岁啦？没事，阿姨暂时不给你打针，就只问几个小问题，你能好好回答吗？"孩子怯怯地点点头。

"最近有没有流鼻血，刷牙时牙龈有没有出血，有没有肚子疼，大便里面有血没有？"

"没有，我一点都不难受，也没有流血。"

"挺好嘛，上一年级了吧，回答问题这么准确，那阿姨问你，现在看东西能看清吗？头疼吗？"

"能看清，头一点也不疼。"

"太棒了！现在阿姨要求你躺在床上，可以看看动画片，但是不能下地跑，能答应我吗？"小男孩点点头又皱眉问："阿姨，我会死吗？"

我笑着说："你是奥特曼，奥特曼是无敌的，怎么可能死！相信阿姨，阿姨从来不骗小孩，但是你得和阿姨配合好。"

我一边给小男孩进行全面的查体，一边询问孩子爸爸："最近有给孩子吃什么药或者什么特殊的食物吗？"

"没有，最近孩子一切都好，活蹦乱跳的。"

虽然孩子和爸爸表示都很好，可我心里非常清楚，这个孩子情况相当危重，随时有出血风险，尤其是颅内出血。

我一边走出病房，一边给一旁的一线医生布置后续工作："小奚，这个孩子很有可能是特发性血小板减少性紫癜，病情较重，现在立即给孩子抽血复查血小板、血小板抗体，并且筛查炎性指标以排除有无重症感染，同时做好输注激素、丙球甚至血小板的准备。"

随后我立即分别给B超室、眼科、影像科打电话，告知这个患儿病情危重，暂时不能让患儿前往检查室排查有无出血情况，希望能来床旁进行检查。

不到10分钟，B超室冯瑞医生便带着便携式床旁B超机到床旁为患儿做了检查，排除了腹部内脏出血可能；眼科李少鹏医生仔细检查了患儿眼底，排除眼底出血等风险；影像科推着床旁 X 线机来到病房，行胸片检查以排除肺部感染，从而做好应用激素准备。

一切工作都在紧锣密鼓准备的同时，我电话请示了韩长青主任。主任仔细听取汇报后，肯定了我的判断，指示积极应用激素、丙球的同时，严密监测各脏器出血风险，并且同步复查血小板，必要时做好输注血小板的准备。

就在这时，检验科再次发来危急值报告，复查血小板降到 5×10^9/L。这个数值就像一个定时炸弹的倒计时，让儿科本就紧张的气氛更加凝重，所有医生护士心都提到了嗓子眼。

我将患儿爸妈叫到病房门口，用最简短的语言讲明目前孩子病情危重，后续可能发生出血风险，现在需要立即给予激素、丙球输注，同时需要血小板。但由于是夜间，且血小板本就稀少，医院没有库存，需要向血站中心申请。

家长已经不知所措，患儿爸爸反复说："医生，都听你们的，拜托了，拜托了……"

"放心，我们一定尽全力，孩子估计被吓到了，你们好好安抚下孩子。"

我与家长沟通时，病房里护士正在给患儿抽血。小男孩可能是由于太怕疼了，嘴里不停地喊道："奥利给，奥利给，奥利给……"

"奥特曼，加油，和阿姨一起加油！"

我跑向医生办公室，给输血科打电话："我们这里有个患儿，血小板已降至 5×10^9/L，需要紧急输注血小板，血型是 B 型，今晚能帮我们要到血小板吗？"

电话另一头的输血科李玥医生很快明白了患儿的紧急情况，道："老师，我现在联系血站，看能否紧急调到血小板，随后回复你。"

"谢谢，谢谢！"

病房里，我们一边为孩子输注激素，一边焦急等待电话响起。

"丁零零、丁零零……"电话一响，我迅速抓起电话。"老师，我是输血科，你们现在发血小板申请，我已经联系好 120 前往血站取血了，估计半小时到医院。"电话那头的李玥医生道。

"太好了，太好了！万分感谢，真是救命了，我们立即发申请！"这边我已经激动得声音都有点颤抖了。

凌晨零点 35 分，120 救护车的鸣笛声由远及近地传来，我们知道是救命的血小板送达了。

"儿科吗？血小板回来啦！请护士来取吧。"

这是今晚到目前最大的好消息。护士拿上取血箱飞一般地奔向 13 楼输血科，她们希望再跑快一些，能更快地给孩子输上血小板，孩子出血的风险就会更小一些。

随着一滴一滴的血小板和药物输进小男孩的身体，时间也一分一秒地过去，但所有人都没有一丝困意。我和奚一凡医生守在患儿病床前，观察着他是否有出血征象、是否有输血反应；护士严密监测着患儿的生命体征、出入量；患儿家长紧张地在一旁不断搓着双手，目不转睛地看着患儿。小男孩可能实在太困了，睡着了。

这个夜晚好长好长，终于药物输完了，天也亮了。马上要复查血小板，夜班的医生护士都再次紧张起来，期盼着好消息。奚医生不断刷新着患儿检查项目。突然间，几个数据跳入视野——血小板 53×10^9/L！所有人都像得到礼物一样，欢呼起来，包括孩子的爸爸妈妈。

此后经过几天的精心治疗，孩子终于痊愈出院。

出院后，我收到了孩子爸爸发来的感谢短信。

尊敬的付主任：

您好，非常冒昧地打扰您，我是 3 月 5 日入院的孩子的父亲，孩子经过及时有效治疗，3 月 9 日已经痊愈出院。5 日当晚我儿子突发免疫性血小板减少症，连夜住院，是您在值班。当晚住院的时候，您的医德和医术非常非常令我感动和感激！您在我和他妈妈核酸报告还没出来时，当机立断，让我儿子先住进医院马上接受治疗，您想尽办法帮我儿子调到了急需的血小板，您协调 B 超室和影像科携带床旁设备迅速到病房给我儿子做检查……整个治疗过程及时和迅速，真正没有浪费哪怕一秒钟的时间，是一个真正医生的仁心在拯救生命。太多感谢的话了，千言万语汇成一句：谢谢你们！

这条短信温暖了所有参与治疗的医护人员。孩子的康复、家长的感激是医护无微不至的照护、争分夺秒与疾病抢时间、多学科共同协作换来的，也是医患相互理解、相互配合、相互信任的最好诠释。

"夫妻监狱"

文/崔萍　苟碧柳（神经外一科）

你听说过"夫妻监狱"吗？在罗马尼亚中部地区的一个美丽小镇上有一间小房子——"夫妻监狱"。"夫妻监狱"隐蔽在教堂里面，至今已有 300 多年的历史，它是面临婚姻破裂的夫妇的最后希望。在决定离婚之前，夫妻双方会被当地主教关在这里 6 个星期，让他们放下其他一切事情专心思考自己的婚姻。

这座"监狱"只有一个厨房大小的空间，里面设施简单：一张桌子、一张椅子、一个柜子、一套餐具、一床被褥和一张床。在"坐牢"期间，丈夫和妻子不得不分享一切。在现代人看来，让关系恶劣的夫妻在狭小的空间内继续形影不离地生活 6 周，这真是难以想象。然而，在当时它却是非常有效的"夫妻疗法"。据统计，在设有"夫妻监狱"的 300 年里，仅发生过一次离婚事件。

我的身边也发生过类似的故事。我身边的"夫妻监狱"就是我们神经外一科的病房。

一个早晨，我正在治疗室忙着。突然一位面容憔悴的女人闯了进来，只见她头发蓬乱、眼窝深陷、目光无神，说话也有气没力，那个状态似乎整夜都没睡觉。她紧张地环视了一下四周，一手拽着自己的衣角用颤抖的声音对我说："我害怕！"

我一时没有认出来她是谁，也不知道她说的害怕是什么意思，茫然地愣在那里。负责门禁的大姐在我耳边低声说："那是21床的妻子，感觉精神不对劲！"

我在大脑里快速搜索着21床的信息。患者是眼前女人的丈夫，因外伤导致颅内出血，右上肢骨折打着石膏，生活不能自理，必须卧床休息。他在监护室住了几天，病情平稳后转到了普通病房，住21床。他受伤的原因是遭到妻子殴打。

我怎么也不能把那个暴力的场景和眼前这个瘦小的女人联系在一起。我心里疑惑着、忐忑着，和她保持着安全的距离做好随时逃离的准备，故作镇定地问她在害怕什么。

她指向21床所在的病房，语无伦次地说："怎么办？怎么办？我一靠近他，他就对我吼，我好害怕！"

她慌乱的样子，反倒让我消释了心里的疑惧，道："别怕，走，我陪你一起回病房。"

说完这句话的瞬间我就后悔了。都说清官难断家务事，我一个小护士面对一对积怨极深的夫妇，有什么力量能让他们和好？万一一会儿又打起来了怎么办？脱口而出的那句话真要实现还得鼓足很大的勇气。

但话已经说出了口，就得兑现，我硬着头皮带着她向病房走去。一前一后，她磨磨蹭蹭落我好几米远。恍惚间我感觉走廊只剩下我一人，我不敢回头去看，怕看到她惊恐的眼神，打消我好不容易鼓起来的勇气。

这时候，我脑子里浮现出护士长常鼓励我们多用叙事护理的方式解决所面临困难的叮咛。多倾听、不评判，用尊重、谦卑、好奇的心态慢慢打开患者及家属的心结，帮助他们渡过难关。

到了病房门口，我一边推门一边回头看她。她停下脚步，双手把衣角拧得更紧了。我深吸了一口气拉住她的胳膊说："不要怕！"然后推门走进了病房。

"叔叔，你儿子回家了，阿姨来照顾你了。"我说完他俩谁也不接话，病房里静悄悄的，连一根针掉在地上都能听得见。"阿姨，前段时间你儿子在这照顾他爸可尽心了，现在你们又添了孙子，多好的。"为了打破僵局，我尽量找话。

阿姨突然哭了起来，叔叔的脸扭到一边向窗边看着，我不知所措地站在那里。哭声慢慢小了，叔叔的脸转过来看向阿姨，一副欲言又止的模样。见此情景我退出了病房，但没有立即离开，我担心他们有过激的行为。病房里二人开始交谈，妻子琐碎的诉说渐渐急切，丈夫在痛斥过后语调却逐渐平缓。

这一对夫妇因为日常琐事常发生冲突，丈夫克制不了自己的脾气时会动手。妻子心底的愤恨积攒已久，终于在一个晚上爆发出来，抄起身边的凳子砸向熟睡中的丈夫，却不想下手过重，让丈夫住进了医院。儿子照顾了父亲一段时间，因为工作忙，媳妇也刚生了孩子，实在没办法继续照顾，无奈只得请母亲来照顾。

我不知道一对彼此间有这么大过节的夫妻该怎样在病房有限的空间里共同度日。但罗马尼亚"夫妻监狱"的故事又让我感到这可能是他们修复关系的最好时机。

此后的日子，偶尔还会听到21床叔叔和阿姨的争吵。有时阿姨会来找我哭诉，我也会有意去找叔叔聊天，努力开解他们的心结。

我教阿姨护理叔叔的一些方法，每天擦浴、喂饭、锻炼肢体、扶着下床活动。他们有了共同目标——帮叔叔早点恢复健康，并为这个目标共同努力着。

不知从什么时候开始，我听不到他们的争吵声了。一次我正准备敲门而入时，透过门上的玻璃看到叔叔躺在床上，阿姨坐在床边，两人十指相扣，一起翻看孙子的照片，场面温馨自然。我不忍打破这和谐的景象，转身默默地走开了。

每个人都有说服自己原谅他人求得内心澄明的方法。在这间"夫妻监狱"里，他们形影不离，应该对自己和婚姻都思考了很多。期待"出狱"后，他们能够一起编织美好的未来！

与艾滋擦肩而过， 与爱一路同行

文/田云青(重症医学科)

前几天，科室里来了一位年轻的患者，影像学资料显示肺部感染严重，被收住监护室。他鼻梁上架着金属边框眼镜，体形偏瘦，看上去文质彬彬。处在陌生的医疗环境里他略显紧张局促，对高流量氧疗也难以耐受，频频呼唤护士诉说自己的不适。我耐心帮他调整吸氧管的松紧，并告知吸氧的必要性，同时也向他介绍了监护室的环境和主管医护。他慢慢放松下来，不再多说什么，静静躺在床上望着天花板出神。

我知道，平静外表下是内心里的风起云涌——这次住院，同时也确诊了他是一名人类免疫缺陷病毒(HIV)感染者。

我曾经有过一段刻骨铭心的经历，也更能体会到这种情景下，他们最怕的就是别人异样的眼光，而哪怕是微不足道的善意与关怀，也犹如溺水中伸来的那根绳索，能帮他们向生活奋力攀缘。

那是一个冬天，呼吸科的病房一如既往地忙碌，走廊里加满了病床，病房里的呼叫铃声也此起彼伏。作为责任护士的我此刻恨不能脚下装上风火轮，去迅速关掉那些响个不停的铃声。

因此当33床抽动脉血气的临时医嘱下达以后，我很快就备好用物来到床旁。这位患者 HIV 初筛阳性，而我为了节约时间，也为了采血时的触感，并没有准备手套防护。快速解释及核对患者的身份信息后，我便拉起他的手进行穿刺。

一件令我懊悔不已的事情猝不及防地发生了，当针头刺入患者皮肤的一刹那，他因为感到疼痛下意识地猛然抽回手，将针头甩向一边，针尖划向我的左手，一道白色的划痕赫然出现。我心里咯噔一下，HIV 职业暴露！

我快步奔向治疗室，打开水龙头冲洗着、挤压着……我慌乱不已的表情和举动引起了同事老师的注意，她瞬间就明白了，立即放下手中的工作，一面帮我消毒伤痕一面大声呼喊着护士长。

不知所措的我，听凭着同事和护士长的安排，完成了在医院感控科的登记报备后，很快就在同事的陪伴下踏上了前往传染病院领取阻断药物的路。

一路上我脑海里萦绕着无数的画面和声音，我似乎看到被感染后他人鄙夷的目光，听到窃窃私语的议论，想到可能因此失去家庭甚至生命……一向按部就班的平稳生活似乎瞬间就要天翻地覆。

来到传染病院，完成采血后，我便去领取阻断病毒的口服药。发药的护士稍年长一些，她像大姐姐一样温柔地为我讲解药物的服用方法及副作用，并倒了杯水递给我，看着我服下第一次的药物。看出了我的慌乱紧张，她还不时安慰我。

领完药后出来时，我注意到门口鲜红醒目的"爱心家园"字样。发生职业暴露那一刻坠入冰冷深渊的心此时似乎又被这浓烈的色彩触动。一位胸前戴着红丝带的护士姐姐正在向几位患者进行疾病宣教："我们有病友群，甚至有公益组织，大家的认识都很客观，也很包容，我们也是生活在阳光下的……"她诚恳的微笑打动了我，让我在这里感受到即便是艾滋病患者也一样可以被理解与尊重。

回到家，HIV 职业暴露的这件事我还没想好该怎样告诉家人，爱人却从我吞吞吐吐的言语中发现了端倪。一再追问下，我告诉了他事情的前后经过。全家人仿佛一下子被乌云笼罩。爱人说："既然已经这样，就按时吃药，我定好闹钟督促你。"

这一夜，我似睡非睡，噩梦连连，而身边的爱人也整晚辗转反侧。公公婆婆很为我忧心，但他们尽量不表现出来，变着法每天给我做好吃的；爱人每天几个电话地问我有没有按时吃药、好好休息；儿子也用稚气口吻关切地问我："药苦不苦呀？"家人的关心支持让我的心里很暖，沉重的心理负担一丝丝地卸去。

服用阻断药的一个月里，就像那位护士姐姐告诉我的，也出现了腹泻、肝功能异常等情况。在身边人的关心和支持下，我积极地按时复查。每次去传染病院，隔着玻璃看着这里的护士戴着隔离手套熟练采血的动作，我莫名地感到一些宽慰。

我有意在这个"爱心之家"多待一会儿，看看这儿的就医者，设身处地去感受他们的感受。在与他们不经意的眼神接触中，我看到的有躲闪，有同情，有惊讶，也有冷漠。他们的身上，宽檐帽子和黑色口罩是标配，遮挡严实的外表之下更有一颗封锁起来的心。

最后一次复查，所有一切指标都显示正常，我悬着的一颗心才终于放下了。

我是幸运的！但是那么多患病的人，他们背负着社会的重重误解与歧视，不得已把真正的自己封锁起来，饱尝病痛和众叛亲离的双重折磨。

这一次与人类免疫缺陷病毒的擦肩而过，让我对感染者有了深深的理解与同情。他们承受着生命中不可承受之重，也面临着死亡的一步步逼近，艰难处境中的他们更需要来自外界的善意与尊重。而我，作为一名护士，能够给予他们真诚的关怀与帮助，又有过这一段深度体验，也更能够共情于他们的彷徨无助，更能理解一个微笑、一个握手或一个拥抱对于他们的意义。

因此，当我面对这位患者时，不再是以往那程序性的冷漠，而是代之以柔和的目光交流和耐心的言语安抚。他也感受到了我的诚意。在度过自己内心纠结的一夜后，第二天，当我准备为他进行输液治疗时，他稍显紧张地提示我说："你戴上手套操作吧，要保护好自己。"

即便自己身陷困境，还不忘给予我的善意，人与人之间最为可贵的理解让我更是感动。我完成输液操作后，轻声鼓励他："好好治疗，加油，我们同样生活在阳光下。"他的眼眶瞬间湿润了："嗯，谢谢！"

这一天下午，这位患者就转院了。我知道，他后面的路会很难，但在我们短暂接触中，彼此的温柔相待也一定会成为支撑他走下去的一份小小力量。

日复一日中，我不曾被枯燥、繁重甚至是有风险的工作消磨得倦怠冷漠，反而愈发怀着尊重、谦卑、好奇的态度来对待患者，更愿意倾听患者讲述他们的故事。每一个生命的故事，在讲述与分享中，都将成为我们成长中关于生命教育的养分。

一场相遇， 一次赴约， 一生改变

文/黄彩凤（产科）

"女人生娃不吉利，从古至今都没有让男人进产房的，到时候我不会进产房陪产的，你不要再想了。"

台上是产科助产士在表演导乐陪伴分娩的话剧，在热闹的掌声中，我听见一个声音，冷漠、平静又带着点不屑……

如今，网络信息比较发达，孕妈们从怀孕开始就会各种关注孕期及分娩相关信息，水中分娩、家庭式产房、导乐陪伴分娩、自由体位、无痛分娩等便成了她们比较关注和感兴趣的话题。很多次在胎监室听她们聊天，聊害怕进产房也聊哪哪地方的新颖的分娩方式。

于是我和席瑞护士长商量后决定，一改往日科普宣教的形式，以话剧形式带孕妈们了解产房的导乐陪伴分娩，让她们了解产房不是那么神秘，分娩不是那么可怕，并且不是非得独自进产房，家属也可以陪同。

话剧很好，气氛也很好。坐在家属中间的我，正看着台上欢快的演出感受着台下热情的气氛，却冷不丁听见这一段对话。除了吃惊还有不解，我不明白 21 世纪了，竟然还有人说产房不洁，男人不能进。我很气愤，扭头看见一个孕妈妈低着头，眼泪在眼眶里打转。她的丈夫神情自若，既没有安慰也没有说错话的无措，而是在周围一片喧嚣中低着头玩手机。我一时无话可说。

会后我对这件事耿耿于怀，我有着对这个准爸爸的愤怒，但更多的是对这位孕妈蓉蓉的同情。我向医生了解了蓉蓉下次产检时间，在她来产检做胎监的时候，我若无其事地和她聊了起来：

"你现在多少周了？"

"32 周了。"

"32~34 周是胎动最频繁的时候，这个时候每天感受着宝宝在肚子里动，看着肚子一起一伏是不是可幸福了？"

"对呀，每次静下来感受宝宝在动，一天的疲惫都消失了。"蓉蓉微笑着说。

"那你们一家应该都可期待宝宝的出生了吧，你爱人是不是都激动得不行，积极准备宝宝的各种物品了吧？"

"嗯，我们已经买了好几身小衣服，还有鞋子、帽子、小被子。"蓉蓉脸上洋溢着幸福的笑容。

我自然地接着道："你爱人好贴心，到时候是不是准备等你生娃的时候进去陪你啊？"

话音刚落，蓉蓉的脸色立刻变了，她低着头苦笑了一声说："可能不吧，我爱人和我婆婆都觉得男的不应该进产房，我们在家里讨论过这个话题，他们都不同意。但我还是希望他能进去陪我，毕竟生娃还是挺危险的，我希望他在。"

我提起这个话题并非想挑起矛盾或者是故意揭伤疤，我想要孕妈真实面对她的想法，不要把问题憋在心里，将来成为产后矛盾。一旦问题摆出来，我们就可以想办法去解决它。

我对蓉蓉说："那是你爱人对妊娠、分娩这类知识了解得少，你带他好好上孕妇课，等他真正了解孕育生命这个过程，也和其他准爸爸进行了交流，一定会对陪产改变态度的。就怕到时候你不让他进，他还闹着要进呢，毕竟他嘴上说着不陪产，但是次次都陪你产检，很关心你呢。"

蓉蓉听我这么说，脸上又重新扬起了笑容："这倒也是，他怕我一个人产检孤单，每次都请假陪我。那我就努力和他一起好好听课，希望他真的能改变想法"。

我知道，我听见的那句话是那位准爸爸说的，但绝不是只有他一个人那么想。为了帮助蓉蓉，也为了帮助更多的孕妈，我找到席瑞护士长，一起商量改变孕妇课堂单一的知识灌输，把知识宣教变为互动学习，先学知识，再进行实操练习。

每一节孕妇课，我都额外关注蓉蓉和她爱人的反应，我叮嘱我们的老师积极邀请这位准爸爸给宝宝模型换尿不湿，模拟给宝宝喂奶、拍嗝、洗澡、穿衣服、脐带护理、海姆立克急救……手把手指导他每个操作的要点，让他通过模拟活动接触到生命，也享受到掌握新生儿护理技能的成就感。

我关注到他从一开始的单纯"陪坐"，到放下手机，再到积极举手参与练习；从之前的面无表情，到笑着和旁边的准爸爸聊天。我知道他的内心对怀孕、分娩这件事的认知发生了翻天覆地的变化。

时间一天天地过去，一天，我突然听见了一个熟悉的声音："我们没有约上课，老师刚发课程预约，瞬间 15 个名额就约满了，能不能给我们加一个名额？"熟悉的声音，不一样的语调，这次的声音是平和温暖的。是他，那个不愿意陪产的准爸爸。

我赶紧过去找了一个瑜伽垫让蓉蓉参与到瑜伽运动中，然后第一次和准爸爸聊了起来："我看你每次都陪你媳妇来产检，来参加孕妇课堂，中国好老公啊，给你点个大大的赞。"

他害羞地笑了："之前不想来的，实在不喜欢坐在那里空听，但后来发现你们的课堂还挺有意思，讲的都是产检、养娃实实在在的东西，而且听听课练练手，还能跟其他人聊聊心得也挺好

69

的。以前产检就是坐在凳子上等叫号，现在旁边坐着孕妇课堂上的'同学'还能聊几句。我媳妇以前动不动就觉得自己这里不好那里不舒服，现在听课学知识，也不害怕生娃了，心情也好多了。"

"是啊，了解得多了心里就踏实，生的时候顺利的话你还可以进去陪产呢，亲手给宝宝剪脐带肯定又紧张又幸福。"我终于说出了心底最在意的事。

"到时候有机会我一定进去陪产。本来我妈不同意我进产房，说男人不能进产房，我也觉得男人看不来那个血腥的场面。后来上课次数多了才知道，大家都愿意进去陪媳妇，能在媳妇最难的时候陪着她，哪怕啥都不干就是握着她的手也行。我媳妇本来也胆小，我在的话肯定更踏实。"

"那阿姨呢？你是咋说服她的？"

"那还用咋说服，带她来听几次课，让她也感受下现在大家对生孩子、对陪产的态度，她自己就想通了。有时候我忙没时间，我妈就主动和我媳妇来上课，她俩可和谐了。"

"这么好！那阿姨学会给宝宝换尿不湿了吗？"

"何止换尿不湿，我妈现在都会海姆立克急救了。"他呵呵笑了。

聊完之后，我终于释怀了。我帮助这位爸爸改变了对分娩的认知，在这个过程中我相信改变的绝不止他一个。相信蓉蓉一辈子都会记得在她分娩时紧握她手的爱人，这位爸爸也会一直记得给宝宝剪脐带时颤抖的手和紧张激动的心情……

草莓糖果

文/姜荷媛（全科医学院）

天空阴沉，乌云翻滚，纷纷扬扬的雨丝从天而降，落在青石板铺就的路面之上。地面渐渐湿滑，石板裂缝间的斑驳青苔变得愈发碧绿。晶莹的雨珠挂在墙角丛生的青草上，又瞬间滑落。草叶变得异常鲜亮，泛着幽幽的碧光，令人耳目一新。

一个春日，窗外正飘着淅淅沥沥的小雨。寂静的走廊里隐约传来父亲的鼾声，两组交班的护士正在护士站低语。病房的电子屏不断变更着数字，还有几分钟就午夜十二点了。

就在那天中午，父亲因为急性胃出血被紧急送到医院，情况危急，经检查后确诊胃癌。这个消息犹如重磅炸弹，在外地上学的我连忙从学校赶到医院。我到时，父亲已经睡着了，妈妈也在陪床上躺下了，只剩走廊里的我在悄声啜泣。

我回忆着从小到大和父亲的点点滴滴。父亲是个货车司机，每次出车回来都会给我带东西，或是零食，或是外地特产。母亲总是唠叨他净买些"贵囊囊"的东西，他总是嬉笑着回应"给我女女买着尝尝"。

爸爸，今天我也给你买了一份你喜欢的烫豆腐，只是再也不能亲眼看到你吃了。

不知道什么时候，我进入了梦乡，在梦里，我又缠着父亲给我买好多好多"黑妞牙膏糖"，要我最喜欢的草莓味。只是还没等到父亲给我买，我就被医院里卖早餐的阿婆给吵醒了。

主治医生照例开始查房，叮嘱我们家属一定要给父亲提供清淡的饮食，说了很多。我没听进去几句，只记得医生的眼神中透露着惋惜和心疼。

值夜班的护士晚上总会在各个病房穿梭忙碌，一直关注着病房里患者的情况。

陪伴父亲的那些天，他的身体逐渐衰弱，而我也越来越瘦。父亲总是说"多吃点，又瘦了"。我也好想对父亲说"爸，我又想看你的肚子一下子变大又变小了"，因为爸爸吃完饭后就会让原本就大的啤酒肚变得像个西瓜。抬头看到他虚弱的眼睛，我又开始哽咽。借口上厕所，我到了楼梯间，再也抑制不住自己的眼泪。

世上如果有什么比生死更可怕，大概悔恨算一个吧。

很快，父亲的生命开始倒计时了。

肿瘤剥夺了父亲的意识，他一句话说得含含糊糊，我得弓起身子凑近使劲听。父亲一字一顿地说："女女，好好学习。"他深深地，慢慢地呼吸着，头一点一点，我陪在旁边，看着他的心跳从 140 逐渐下降到 110，再慢慢到了 80，眨一眨眼，就断崖似的下降到 20，直到一条没有太多波动的线。我拉出了心电图，上面准确地记录着父亲离开的时间。那条线，像他渐渐走远的背影。

他走完了一生，有点短暂的一生。

在医院收拾东西准备离开的那天，一位护士姐姐招了招手让我过去，她让我张开手掌，几颗草莓味糖果被她放在我手中。她对我说："吃了这个糖就不能再哭了。"我有点蒙，还没来得及道谢，她就说"我去忙了"，留我驻足在走廊。

生命中，总有很多温暖我们的人和事，这一次，来自医生和护士。

后来，每次在超市、便利店看到那款草莓味糖果，我都会拿几包，就好像又能感受到来自那个护士姐姐的善良与美好了。

爱在黎明破晓时

文/梁豪（全科医学院）

　　夜班刚醒，他的爱人就带了鸡汤给我，告诉我说："我们今天就出院了，谢谢你一直以来对我们的关照和成全。"

　　3 个月后，也是夜班刚醒，他的爱人依旧带了鸡汤给我，还有一封信。读完这封信我写下了这篇文章的标题，叫《爱在黎明破晓时》——以此来纪念最勇敢的他。

　　2022 年我还在医院普外科实习，刚入科不久业务其实还不够熟练。他进来就直奔我这个方向，我赶紧低下头像个不想被老师提问的小学生一样，但还是没能躲过去。

　　"你能帮我看一下这个报告吗？"

　　"简单的看一下可以，复杂的可能不太行……"我开玩笑地说。

　　"没事，你先看，你没看出来的我再找你的老师看，但是必须你先看。"

　　"那你为啥不直接找我老师看？"

　　"那你还怎么学习？实习生。"

　　他倒是挺聪明，一眼就看到了我的胸牌上写的是实习生。我心想，现在连患者都要逼着我学习了吗……

他是一个肿瘤晚期的患者，因为影响到正常生活要先切掉肿瘤部位再放化疗联合治疗。他找我的时候，已经结束了外科手术。可能是我长得比同一批实习的同学老成一些，他后来有事都会找我。

他有一个可爱的女儿，叫嘟嘟，8 岁了。因为他住院的时间比较久，所以我对他了解得更多一些。那天女儿来看她，我见他戴起了帽子，剃了留了很久的胡须，甚至还稍微收拾了一下眉毛，虽然他被肿瘤摧残得已经很难堪了，但是不影响他眉宇间的秀气。印象中好像很久没见他收拾自己了，我刚好过去，就随口问了一句："哎哟，今天收拾这么帅，要去当伴郎呀？"

"不是，我女儿要来看我，我不想让她看见我虚弱的样子，我想在嘟嘟的眼里永远都是她爸爸好看的样子。"

我没说话，默默地走了回去。后来去护士站取药的时候恰好碰到他们一家三口，看见他笑得那么开心，我心里说不出来的感动，便随手拍了一张他们一家三口的照片，并配文：人间的星河，耀眼地闪烁。

那次他出院前一天我上夜班，晚上过去看他的时候，他在喝鸡汤，我就说："以前在家的时候，我妈也会给我煲鸡汤，后来到西安以后再也没喝过了。"第二天出院的时候，他托他的爱人送来了我在西安喝到的第一碗鸡汤。

他出院之后非要加上我的微信，我喝了人家的鸡汤，倒也不好意思拒绝，毕竟吃人家的嘴软嘛，嘿嘿。再后来，我经常会看到他的朋友圈里分享他们一家三口的游玩照片，大家都笑得很开心，但他每次都要再单独发我一份，好像是在告诉我他现在已经是个没事人了一样。那时的我，不理解为什么他会一直找我，会给一个不算很熟悉的人分享这些。直到后来我才明白。

其实人与人之间要信任和理解是很难的，但是他对我却有着无条件的信任。我曾问过他原因。他是一名消防员，他说有一次去现场的时候，他们要用最快的速度打开一扇被锁上的门，并且把里面的人救出来。里面的人其实是很紧张的，但是他听到里面的人在说："你们快走吧，这里快要炸了，别连累了你们，你们快走！"自此之后，他便对身边人更好了些，因为他觉得这个世界上好人更多。

再次见到他我已经规培了。见到他的第一眼我没说话，不是因为没有什么说的，是我不知道该说什么。一个 1 米 85 的男人，只不过过了半年时间就只有 46 公斤了，眼里再也没有了上次的精气神，满是疲乏和倦意。我没能忍住心里的难受，但是看到他家属都在，我还是礼貌性地打了个招呼。

这次来虽然是常规化疗，但是我看到他的第一眼就感觉他这次的状态很差。果不其然，看完他这次的检查结果之后我更加确信了自己的猜想，他的时间并不多了。那天他找到我，想让我帮他开点止疼针。在跟老师沟通之后，我还是给他开了。我没问他，他主动跟我说："我女儿要来看我，我不想让她看见我虚弱的样子，我想在嘟嘟的眼里永远都是她爸爸好看的样子。"

还是同样的话，听完我很难受，但对于他而言已经没有更好的治疗办法。嘟嘟来的时候我刚好在病房，她很乖，见了面就跟我打招呼，还要把手里给爸爸带的好吃的分给我，并说："妈妈说是你一直陪着爸爸，谢谢叔叔。"然后就走向了病床边的父亲。他想抱起嘟嘟，手插在嘟嘟腰间使了把力，但没能把嘟嘟抱起来。嘟嘟和她妈妈待的时间不长，她要去上补习班，很快就走了。走之前，嘟嘟问爸爸："爸爸，你好久没回家了，你什么时候回家陪嘟嘟拼乐高呀，爸爸再不回来，嘟嘟都要自己拼完了。"

"爸爸很快就回去。"他强忍着内心的情绪笑着说。

嘟嘟消失在他视野后，他的眼泪再也没能忍住，流了下来。我安慰他说会好的，他抬头看了看我，没说话。

之后的一个夜班，他来找我聊天。聊了很多，聊到女儿和家人的时候他脸上总是露出幸福的笑容，然后又以最快的速度黯淡下来。我不知道为什么，那天晚上我竟然想和他多聊一会儿，仿佛没有下次了一样。

临走之前，他问我："你还记得我们第一次见面吗？"

"怎么能不记得？满科室的大佬，你就冲着我一个小菜鸡来，我能不记得吗？"

我在这个科的最后一个夜班当晚，老师史无前例地敲开休息室的门，我虽然醒着，但是心里还是咯噔了一下，预感有不好的事情要发生。

"J7生命体征不稳定，呼吸急促，呼之不应，准备抢救。"老师对我道。

家属到场之后，他一直用手指着枕头底下，看着他的爱人，那个求助的眼神我这辈子也忘不掉。他的爱人看懂了他的意思，从枕头下翻到了一封信。抢救了半个小时，他还是没能撑过去。

结束之后，他的爱人瘫坐在监护室外的椅子上，眼泪一颗一颗地落下，我却不知该如何安慰。我走过去，捡起地上从他枕头下拿出来的信。内容大概是这样的：

嘟嘟妈妈：

当你看到这封信的时候，我应该已经不在这个世界上了。

很抱歉，我没能兑现爱你一辈子的誓言。

亲爱的，我好想嘟嘟啊，但是我不能让她看到她爸爸现在这个可怕的样子。我走了以后，嘟嘟就交给你了，告诉嘟嘟，她的爸爸是个勇敢的人，疾病的折磨没能把爸爸打倒，爸爸坚持了下来，希望嘟嘟以后也能像爸爸一样勇敢。趁着我还有力气，我给嘟嘟买了些她喜欢吃的零食和喜欢玩的玩具，都在我书房里面锁着。嘟嘟过两天就要过生日了，我可能看不到了，记得给我拍张照片放在我的坟前。我给嘟嘟准备了生日礼物，要告诉她，她的爸爸一直都在陪着她。

嘟嘟，你总是喜欢骑在爸爸头上假装坐飞机，可是爸爸后来真的扛不动你了……

他没有写完，是因为他没有力气再写下去了。后来在和监护室老师聊天的时候，才知道他前一天晚上就要了纸和笔在写些什么，好像知道他自己明天会走一样。他想说的话应该很多吧。

纸的背面，歪歪扭扭地写着几个大字，那是他为他的生命画下的句号：

嘟嘟、亲爱的，我爱你们。

突然想到以前在书中看到的一句话："我被当成完整的人爱过，我也在这份爱里成为完整的自我。"后来，我和他的爱人取得联系，去给嘟嘟过了她 9 岁的生日，带去了她的爸爸给她折的 520 颗五颜六色的星星。我还告诉她，她是她爸爸心中的天地、头顶的日月、远望的山海，而他只是她的父亲，一个永远活在我们心里的男人。

他给我也留了一封信，里面只有一句话：

走完这一程山高水阔，翻山越岭跋山涉水，我途经的那片迷雾，已经散了，而且不止雾。

他生前最后那次跟我说女儿要来看他的时候，我没有沉默。我问他："有什么能帮你的吗？你女儿很可爱。"他跟我讲了很多很多的故事，关于他，关于他的爱人，关于嘟嘟。他跟我讲这些的时候，没有停下过流眼泪。我默不作声，只是给他递上了纸巾。我知道在那个时候，我能做的就是当好倾听者，听他完成和这个世界的告别。

"真的没有什么需要我做的吗？"我问。

"帮我把这个东西在我女儿生日的时候给我女儿，就说是爸爸给她的生日礼物。"他从柜子里拿出一个很大的礼盒，我接了过去，放进了我的抽屉。

"你怎么不自己给她？"

"我不知道我那个时候还在不在。"

"还记得我问你的那个问题吗？还记得我们第一次见面的时候吗？"

他告诉我，其实普外不是我们的第一次见面，只是我没能认出他而已。我们第一次见面是在另外一家医院，我在那里找一个朋友帮忙看一份报告，临走的时候看到走道上有个年轻人蹲在地上哭，我给他递了包纸巾，跟他说："会好的。"他抬头看了看我，没说话。

而后来的一切也因为这样而解释得通了。

富兰克林说，"当我们想抵达一个人的心灵时，倾听是最好的语言"。对于我而言，我一开始很迷惑为什么他会频繁找我，可后来我才明白，对于他而言，知道他病情的人不多，他内心的恐惧和焦虑没有人可以消除或者缓解，而我最终也选择了做他生命最后的倾听者。我也很庆幸做这个选择。对于医生来说，每一个患者都在等待我们去倾听他的难过、痛苦和不安，他也会用自己的方式陪伴我们的成长。

后来我才明白我们两个人，我陪伴了他，听他说着他的一切；他也充实着我，充实着我不够漫长的医学生涯。对于他而言，如果还有下次，我的选择还是做一个好的倾听者，并且大方地告诉他，我很感谢他。

故事的结尾是在除夕前夕写完的。我一直没能有勇气写出他的故事，是因为预感到写的时候一定没有办法控制住自己的情绪。写完之后我给嘟嘟妈妈发了条微信：

会有悲痛、难过、不安、遗憾，是因为爱意未散。任何讲不下去的故事都会有结束的一天。要相信：山海自有归期，风雨自有相逢，意难平终将和解，万事终将如意。

新年快乐。

这个故事里的他不是既定的他，我也不是既定的我。因为在叙事医学的平行时空里，有千千万万个他和我，而我们之间会有无数次的相遇、重逢和别离。而作为医生的我们，也会在每一个爱交汇的地方发现爱、拥有爱、传递爱。每一份爱都会变成一颗闪亮而璀璨的星，在叙事医学的天空里闪闪发光，在每一个黎明时分破晓而生。

最后，我想对他说些话：

你说你走了这个世界不会有什么影响，不是这样的。

你走了。

嘟嘟没有了爸爸。

姐姐没有了爱人。

我少了一个朋友。

天上却多了一颗星星。

我抬头仰望星空，那一颗是你吗？

好亮。

女性的力量

文/樊荣（全科医学院）

我的母亲经常说，该你受的罪，咬牙也要坚持。我咬牙坚持了，于是我成长了。

——题记

去年的夏天，我因为身体的原因，终于在暑假鼓足勇气去西京医院，进行一项介入手术检查。

暑假之前我对这个检查一直在犹豫。一方面是听说检查的过程很疼，还容易发生感染，介入手术检查之后的一个月都得服用消炎药，慢慢恢复；另一方面犹豫这个检查是否必须去做，听说检查费用很贵，要好几千，术前还需要几项预备检查，前后加一起得一周左右的时间。

我给母亲打电话说了心里的纠结，她在电话那头鼓励我，让我不要害怕，要勇敢地面对。又说起她常常说给我的话"该你受的罪，咬牙也要坚持"。几番纠结之后，我终于下定决心，身体重要，进行检查。

第一次被叫进术前谈话室，坦白说我真的很害怕。医生讲着各种风险，让看完"知情同意书"之后尽快在下面签字。那个胖胖的男医生说得很客观，也很理性，但是每一条风险对我来说似乎都很不容易接受。我一个人在谈话室，提笔落字，一共24画的名字，仿佛花光了全身的力气。

检查当天，我早早来到医院。时间一分一秒地过去，等待也变得焦躁不安，目送着一个又一个排在我前面的患者进入日间手术室，我的忐忑也越发明显。这时，我看到旁边坐着一对母女，妈妈拉着孩子的手在安慰孩子，让她不要紧张。我走过去，想和她们交流一下对这个检查的看法和担忧，那个妈妈告诉我"不要怕"。是啊，不要怕，简单一句话犹如黑夜的火把，驱散了我满身的害怕。这一刻，我想到了我的母亲，她在老家有事走不开，要是她来医院了，也一定会像这个妈妈，告诉我不要怕。

深呼吸，再深呼吸，我努力调整自己的状态。手术室只能自己一个人进去，但是，我已经有力量了。一句"不要怕"，带给我无穷的力量。面对身心巨大的挑战，我不断给自己加油，勇敢面对属于我一个人的考验。过程很艰难，检查很顺利，我下了手术台，身体上的疼痛，我用意志力咬牙忍耐着。两天后结果出来，显示一切正常。太好了！我松了一口气，母亲在电话那边也放了心。

一年后，我有一个朋友也生病了，她和我一起吃饭的时候总是在表达"不想去医院"，好像不去医院自己就没有生病。我知道她的不容易和难过，也理解她的犹豫和纠结。我和她分享了自己的这段亲身经历，并把母亲说的"该你受的罪，咬牙也要坚持"的教导分享给她，提醒她尽快就医就是最佳的选择，"我咬牙坚持了，于是我成长了。所以，你也要加油"。

后来，我俩约会中常交流工作和生活中的各种状况，也包括她在我的建议下勇敢去医院的各种心酸和无奈。我们发现，好多的事情，两个人说着说着就开解了；好多的坏心情，两个人逛着逛着也就散开了。两个人慢慢靠拢，心就越来越近，互相加油、互相打气，成了互相扶持的老友。

人生就是一场修行。在这红尘世间，女性的形象是母亲、阿姨、姐妹、朋友，温柔似水，也坚如磐石，支持着我们不断前行。愿所有的女性朋友，心中有爱，眼中有光，向阳生长，绽放光彩！

相伴扶持，走向光明

文/刘嘉瑞(康复医学科)

一个阳光明媚的下午，康复科病房的走廊里，阳光透过明亮的窗户洒在地板上，形成一片片斑驳的光影。

王阿姨来到康复科已经几个月了，她是一位不幸在工地高空坠落的患者。经过多次治疗，虽然最终保住了一条命，但由于经济困难，她的情绪一直不太稳定。来到康复科后，她的进步也比较慢，和她的爱人李叔叔总是愁眉苦脸。

王阿姨的遭遇让我们非常同情。她是一位勤劳朴实的劳动妇女，平时主要依靠在工地上做小工维持生计。然而，这次事故让她失去了生活来源，也给她的家庭带来了巨大的经济压力。李叔叔也是一位朴实的劳动者，他与王阿姨一起在工地上打工。事故发生后，他四处奔波，为王阿姨的治疗和康复付出了很多努力。但是，由于经济困难，他们无法承担王阿姨的治疗和康复费用，这也让他们的生活变得更加艰难。

在康复科里，王阿姨虽然得到了医生和护士的精心治疗和照顾，但由于情绪低落和缺乏信心，恢复进展缓慢。李叔叔也因为无法得到工地方面的经济赔偿而感到沮丧和无助。

一天，我迈着轻快的步伐，带着充满阳光的微笑走向王阿姨的病房，还没进门就听到王阿姨大声嚷嚷道："我不锻炼，让我早死早解脱！"

我深吸一口气微笑地走到王阿姨床边拍拍阿姨的肩膀："王阿姨，谁惹您生气了？我来帮您。"

李叔叔站在一旁默默叹气。

王阿姨看看我沮丧地说："刘护士，我就是个废人了，腿都抬不起来！"

"您不要着急，有话咱们可以慢慢说。正好我现在有时间，我们聊一聊好吗？"

王阿姨叹了口气闭上眼说："没啥聊的。"

我笑着说："王阿姨，您看您来了也有一段时间了，咱们相处得像家人一样，您可以选择信任我。之前我也遇到过像您一样的患者，有哭闹的，也有放弃治疗的，但是最后都好转出院了。"

王阿姨睁开眼问："是吗？"

"真的，我能骗您吗？您的病友也可以做证呀。您能用一个词来形容现在的心情吗？"

王阿姨思考了一会儿说："急火攻心。"

"您能详细给我聊聊这个'急火攻心'吗？"

王阿姨说："从我出事到来这个康复科有好一段时间了，刚来的时候腿上一点劲都没有，训练了这么久现在还是这样，我看不到希望啊！这啥时候是个头，我是不是永远都不能自己走路了？我年龄也不大，难道以后就成了家里的累赘吗？"

"阿姨，您觉得这个'急火攻心'给您带来了哪些影响？"

王阿姨叹了口气："自从开始康复训练以后，我一夜一夜地睡不着觉啊，吃饭也像完成任务，你李叔也不能去工地上班了。按理说我这是工伤，工地应该赔我钱，到现在不光不给赔偿，连治疗费也不给我。你李叔天天在这陪着我，我俩不仅不挣钱，还往里搭进去这么多钱，我儿子还没结婚，这个家都被我拖累了，我活着简直是个累赘。"

我宽慰道："阿姨，知道您很心疼您的爱人，担心您的孩子。您和叔叔的感情真好，让我们年轻人羡慕。您好好想想这回住院有'意外收获'吗？"

"还能有什么意外收获啊！"王阿姨迟疑了一下，"仔细想想，也不是完全没有吧，那就是我更依赖你李叔叔了。他无微不至地关心我，鼓励我。他以前天天在工地干活，身体也一堆毛病，陪着我住院这么久，我离不开他，也挺心疼他的。"

我笑着说："您能说说叔叔哪些方面让您最心疼吗？让我也八卦八卦。"

王阿姨说："我出了这么大的事儿，捡回一条命不容易，你叔叔特别怕我再出什么意外，我发脾气的时候从来不跟我较真，总是好言好语的。其实他比我还难，一个大男人不能挣钱，得陪着我看病，家里欠了一屁股债，我看他头发又白了好多，人也瘦了一圈。"

"叔叔是担心您心情不好影响康复，再说不管怎么样，现在您的身体是第一位的，赔偿的事情可以再想办法，叔叔只是盼着有您在，儿女们回家了，能有妈妈可以依靠呀！"

叔叔在一旁说："刘护士，你说得对啊。媳妇啊，之前我生病你不也是忙前忙后的嘛，咱这个家里缺了谁都不行！"

我又问道："阿姨，以前叔叔生病的时候，您是怎么做、怎么想的呢？"

王阿姨说："那时候他生了一场大病，我一直没有放弃，坚持带他看医生吃药、锻炼身体，最后他真的好起来了，连医生都不敢相信好得那么快。生了病得有耐心啊，坚持治疗，慢慢地就好了。"

我微笑着看向王阿姨："阿姨，您这句话说得好呀，生病了要有耐心，坚持治疗就会好了，您现在是不是有点着急了？"

王阿姨点了点头，随即冲我摆了摆手，对我说："刘护士，我都明白的。也是，这才算哪到哪，我大难不死必有后福！"

叔叔开心地鼓起掌来："媳妇儿呀，这才对嘛！"

我从口袋拿出一颗橙子放到王阿姨的手里："阿姨，您闻闻这个橙子多香呀，是我今天在市场买的。您要好好锻炼，到时候可以自己去买咯。"

王阿姨说："是啊，得好好锻炼，早点出院。"

我说："阿姨，怎么做才能达到出院的目标呢？"

王阿姨认真想了想："我要按时吃饭，积极参加康复锻炼，就让你李叔叔帮我做一个见证。"

看着王阿姨愁云散去，眉眼带笑的面容，我在心里暗暗松了一口气，默默地祝愿她早日康复。

王阿姨开始认认真真地锻炼，随着肢体活动的逐渐恢复，她的心情也在慢慢变好。我时不时就能听到王阿姨开心地与同室的病友分享自己训练中的体会和经验。

康复训练难的是坚持。患者和家属在康复训练过程中需要医护人员有力的支持和鼓励，我们应用专业的知识和无私的爱心给予他们满满的力量，使他们在漫漫的康复征程上不断汲取能量。贴心真诚的安慰对于深陷困境中的患者和家属来说就是一剂去除病痛折磨的良药！

温言暖语作良药

文/惠佩佩（神经外一科）

"你说过要给我养老的呀，可是你躺在这里，谁养我？儿子，你要坚持啊，你要坚持下去啊……"

"来，豆豆，叫叫爸爸，他是爸爸呀，奶奶抱着你，我们再看一眼爸爸……"

探视时间到了，一位头发花白、身体佝偻的老人抱着一个白净可爱小男孩站在病床前，看着满身管路、毫无生气的中年男人，止不住的眼泪从老人混浊的眼睛里流出，又"泄洪"般分流在一道道皱纹里，儿子的突然倒下使她看起来更加羸弱。小男孩不哭不闹，怯生生地看着病床上那个称之为"爸爸"的男人。

男人是因为脑出血送进医院的，来的时候半边身体已经不能动了，继而出现意识丧失。经过紧张有序的术前准备后，男人被送进手术室，幸好，手术顺利结束。

术后，男人昏迷不醒，只能行鼻饲流食。男人面部浮肿、痰液黏稠，此外，还发着高烧。老人每天早上从家里赶来，带着每天不重样、精心制作的营养餐，仿佛是将自己的情感全部寄托在食物中，毕竟对于昏迷不醒的儿子来说，她现在能做的实在有限。西兰花能提高免疫力，鸡肉补充蛋白质，红枣补血，小米健脾和胃……她甚至为此还做了功课，根据营养配方选择特定食物，精心制作，看着护士给儿子鼻饲喂下。起初，老人还会叮嘱护士："多喂点行吗？"她想让儿子多吃点，增强体质，赶快好起来。但得知鼻饲也有着严格的要求，比如：鼻饲总量不能超过200毫升，间隔时间要大于 2 小时，速度也不能太快，控制在每分钟 10～12 毫升……必须按规则操作，要是鼻饲过量，容易引起患者胃痉挛导致恶心呕吐，这对于昏迷的患者来说，是致命的危险，她便不再坚持。等鼻饲慢慢结束，老人又匆匆从卫生间打回一盆温水，为儿子擦洗身体，因为听医生说，用温水擦拭患者全身，能加强温度觉和触觉感受，有助于促进昏迷患者苏醒。她擦拭得很细心，胳膊、后背、脖子、腋下、大腿……每一处都不放过，边擦拭还不忘给儿子做做按摩，捏捏手心，活动一下双腿。

几天后，男人还是没有任何醒来的迹象，老人不禁有些焦急："这么久了，他怎么还不醒？"

我宽慰她："阿姨，现在还处于术后危险期，他的颅内还有水肿，像咱们平时磕碰的肿块一样，消肿需要一个过程的，对不对？小的血肿在 15～20 天能够慢慢吸收，但是大一些的可能要持续几个月。但是你看，从咱们日常对他的刺激来说，他是在一步步好转的。我们对他要有信心，好吗？"

老人点点头，眼泪又开始不受控制地流下："那为什么他现在还发烧呢？是不是头上的伤口发炎了？他是不是好不了了……"

"阿姨，发烧有很多种情况的，一般来说，在做完手术后，身体也会应激性体温升高，不过几天之后就会恢复正常。在这期间，我们会密切关注而且也会及时通知医生的，他头上的伤口医生每天都会换药的，还有红光照射，就是促进伤口愈合的。别担心，阿姨，我们一定会尽力的。"

"哎，可是我真的害怕，该怎么办啊？我每天晚上都睡不着，他要是不行了，我也活不成了。他孩子还小，还需要他照看，你说，这孩子不能没了妈再没了爸呀！其实，我也不是他亲妈，他要是不在了，将来我咋和他爸交代呢？"

老人干枯的手抹着眼泪，连日身体和心理的双重疲累使她有些踉跄，我赶忙将她扶到椅子上："阿姨，最近真是辛苦您了。但是请您相信我们医护人员，也要对您儿子有信心，好不好？我护理过很多类似情况的患者，脑出血患者并不是完全没有苏醒希望，有一种科学唤醒，叫呼唤式护理，我们每天多叫叫他的名字，和他多说说话，聊一些熟悉的家人朋友最近的生活、发生的故事，这样对他逐步恢复意识是非常有好处的。您别多想，宽宽心。您想，要是您再病倒了，他怎么办呀？而且还有我们专业的医生和护士呢，咱们一起加油，好吗？"

老人紧紧握着我的手，红肿的眼睛看着我，郑重地点了点头。

此后，老人仍然每天早出晚归，仍然想尽办法给男人做营养餐，在探视时间为他按摩、擦洗，跟他说话。虽然有时候说着说着也会哭，但她的眼神却多了一丝坚定。

而我则严密观察男人的生命体征，按时按点叩背吸痰预防感染，翻身按摩预防压疮，遵医嘱进行各种护理操作……渐渐地，他可以脱掉呼吸机自主呼吸了，体温也正常了，生命体征逐渐平稳，一切都在往好的方向发展。

"小惠！"那天，我遵医嘱正在做治疗，突然听到老人的声音，那个声音惊讶中夹杂着欣喜，不低的音量在安静的监护室中显得很突兀。我顺着声音望去，老人急切地对我说："你快来看！他眼睛睁开了！"原来老人照常跟男人说话时，男人竟然睁开了眼睛！"你快来看！他眼睛睁开了，我让他看我，他的眼睛还转了一下！"老人的眼泪又流下来了，她哽咽地说不出话来。我知道，这是劫后余生的泪水，更是发自内心幸福高兴的泪水，也高兴道："阿姨，这是一个好的开始，以后会越来越好的。您看，您儿子记挂着您呢，听见您的声音，就想睁开眼睛看看您，他也努力了好多天，今天他终于做到了！"

再后来，男人在母亲的精心照料下，渐渐能听懂话了，能按照指令做动作，也能慢慢喝水、吃东西了。

"爸爸、爸爸、爸爸……"老人把小男孩带来的那天，在一声声稚嫩的呼唤中，男人终于可以微笑着答应。一家人围在病床前，老人削着水果，小男孩依偎着爸爸，一串串爽朗的笑声传到了每个人的耳朵里。我看着这一幕，不禁湿了眼眶。

护士是陪着患者走夜路的人，但所陪伴的其实不只是患者，还有家属。我们面对的不仅仅是疾病，还有家属面对家人生病时恐惧、无助、脆弱的心灵，在他们迷茫无措时，做一个合格的"领路人"，虽然不能改变夜的黑，但是能增加他们面对黑夜的信心。我们的温暖言语与支持安慰可能抵不了千金万金，但却也是千金万金买不到的一剂良药。

人情味

文/张珍（全科医学院）

某年暑假，我在三甲医院实习，每天在医院一楼大厅里看到人来人往步履匆匆，左手边是做彩超的，右面是急诊，每天的心情都交杂在诞生和死亡之间。那段时间经历的好多人和事，令我记忆犹新。

走廊里看望患者的家属们来了又去，有煲汤送饭的，有送果篮鲜花的，有拉家长里短的，有提溜两箱牛奶的……比起这些，在我记忆中不可抹去的是年迈叔婶塞给小夫妻的那两张百元红钞。

周内的医院熙熙攘攘，我记得那天有十几台手术。医生护士很忙，在讨论手术方案、准备器具；患者和家属很忙，谨遵医嘱、平复焦虑情绪。除此之外，有两张百元大钞也很忙。

对于术后患者，基本需要制动平躺卧床6个小时，来消除麻醉与恢复肠蠕动。而这个一两岁的宝宝，他的病房总是很多人，术前一天就有四五个人来探望；从手术室回来时则更多，大大小小的几家子人……

那天近晌午时，又来了一男一女。他们并没有提牛奶果篮，而是一人拿着红色塑料袋，里面装着尖尖上面还有叶子的西红柿，另一个则提着椭圆形的双层白色饭盒。

我走神了，不住地看着他们。他们和护士打听姓名床号，然后径直走向宝宝所在的病房。

病房通常不允许太多人探视，一是怕疾病传染，二是方便对患者的管理。所以我进去和他们说，聊一会儿，看看就行，只留一个家属，娃还小，免疫力差一点。他们听完笑着答应了。但前脚我还没有走出病房，下一秒倒是听见了吵闹的声音，便驻足回身去看。原来是他们进病房时就将两张百元大钞放在宝宝被子的下面，而孩子父亲起床送他们时，钱不巧地掉在了地上。

在那之后，钞票便忙碌了起来，它先被从地下捡起，随即两三折被孩子父亲拿手上，下一秒要进入来探望女人的口袋。女人则将整个身体向后缩去，不给一点机会。孩子父亲接着又将它伸向男人的手，而男人则后撤两大步到了隔壁陪护床旁。

"王，你拿着吧，这不多的，叔和你婶子一点心意，平时你也没少给我们帮忙！"男人坚定地说。

随后不等孩子父亲母亲开口，女人便说："王，你把钱拿上，这是我们给孩子的。"

孩子父亲脸颊绯红，润湿的眼眶里全是感激。这种"推搡"是中国人独有的礼节，是在饭店抢着请客买单时的"我生气了哦"，是在家人团聚饭桌上硬要"碎娃多吃一点"的关心，是千叮咛万嘱咐，是聚散分离时没有说出来的不舍。

最后，钞票得以休息，它静静地躺在了抽屉里。去和护士姐姐换液的时候，我才知道饭盒下层是骨头汤，大哥在喝；上层是鱼，刚蒸好的，大姐在尝。

两张百元钞票，虽然早已没了以前那样的购买力，对于一台万把来块的手术来说，不多，甚至很少，但可能是叔和婶子躺在炕上，算着自己家的开支，嘬着一口旱烟，拿出一百后又深思熟虑再抽出一百的结果。是又要重新计算每天开支，然后转头说农村的东西补，又去抓鱼、熬汤。这两百可能是他们好多天的菜钱，是他们能拿出的最多，也是他们最真的情感。那被硬塞进床底的，来回在两波人间的它们，看起来又很多很多……多到我开始怀疑自己生病时，谁会为我蒸条鱼熬些汤，硬塞给我两张钞票。

我与腰椎间盘的故事

文/刘建行(全科医学院)

Part 1

大四那阵，我每天超过 8 个小时地坐着，除了吃饭和睡觉，基本上都离不开凳子，从没有想过这样有什么不妥。

突然有一天，"腰椎间盘突出"这个病不期而遇地出现在我的生活中。我清楚地记得那个早上，从未感受过的那种无力感——我用尽了全身的力气，仍然无法从床上坐起来，最后只得用胳膊撑起，一点点从床上挪下来。

在室友的帮助下，我艰难地来到医院做检查。从医生这里得到结论——我有两处椎间盘轻度突出，并且对应硬膜囊受压。

医生告诉我，目前暂时没有手术指征，建议我躺硬板床、戴腰托、口服一些对症的药物，最最关键的，就是要改变不良生活习惯。

就这样，我在宿舍躺了好几天，下地活动都是一步一步慢慢挪动。

那次危机过后，我开始有意识地保护自己的腰椎，尽量不维持同样的坐姿太长时间，也减少了坐的时间，并保持比较正常的作息。

Part 2

在骨科轮转的第一天，我的老师带着我收治了一位年轻的腰突患者。

一个月前，患者小张在搬家过程中闪到腰，因为一直都有腰疼的老毛病，他并未在意。搬家搬了三四天，等到好不容易休息下来，小张发现腰越来越疼，甚至还出现了腿麻，屁股也开始痛。他在家贴了几天膏药，作用不明显；又涂抹了一些跌打药酒，还是没有缓解。意识到不对劲的他，才去了医院就诊。

经检查，小张是腰椎间盘突出。医生给他开了药，做了理疗按摩，但过了近一个月，他腰疼的症状并没有得到缓解，疼痛严重影响了他的正常生活，他开始坐立难安，即便是躺着也很难受。

不得已小张再一次来到医院，要求住院手术治疗。老师们针对他的病情经过讨论，充分评估后，选择为他微创手术治疗。最后，他顺利完成手术，缓解了腰椎间盘突出引起的疼痛。

小张是我亲自管的第一位腰椎间盘突出的患者，他的就医和我自己的体验让我对这个常见疾患的防治有了更深刻而全面的认知。

Part 3

这天，轮到我们值班。我和老师正在上手术，科室的护士老师打电话来告诉我们刚来了一位腰疼的患者。老师让我先上去看一下，问一下情况。

回科室的路上，我就开始思考患者的情况，简单头脑风暴一下，想好待会儿需要询问哪些问题。

患者姓于，是一位老奶奶，家属回家去取东西了，她一个人躺在病床上。我做了简单的自我介绍后便开始问病史。

于奶奶是昨天下午突发的下腰疼，疼痛向双下肢放射，休息后不能缓解。门诊的检查提示：多处腰椎间盘不同程度膨出、突出。结合患者的症状，基本上可以确认是典型的腰椎间盘突出急性发作。

于奶奶既往因为心梗，在冠状动脉植入了7枚支架，做过两次药物球囊扩张，因此她非常担忧自己的情况，问我是否需要手术治疗、能不能保守治疗，表示她非常害怕做手术。

我告诉于奶奶，具体的治疗方案需要医生综合评估后制订。随后我和她分享了我曾经腰椎间盘突出的经历，以及之前收治的腰突患者的案例。大概是没有想到医生会和她说这些治疗之外的故事，于奶奶诧异地看着我，拉住我的手，耐心地听我讲述。这一刻，类似的患病经历成了弥合医生和患者之间认知鸿沟的良方，也让我感受到，淋过雨的人更想给别人撑伞的心情。谈话过后，奶奶紧张焦虑的心情一扫而空，答应我全力配合医生治疗。

经过几天保守治疗，于奶奶的症状明显好转。出院的时候她拉着我的手，感谢之余告诉我说，以后会努力保护好自己的腰椎间盘。

这就是我——一名医学生和腰椎间盘的几个小故事。感受疾患、治疗疾患、帮助患者积极面对疾患，在我的成长道路上，留下了一个个值得纪念的节点。每一个节点，都帮助着我向着成为一名更有同情心、更能设身处地为患者提供更好医疗服务的优秀医生的目标不断前行。

心底的谜团

文/冀冉（全科医学院）

　　生老病死，原是人生常态。然而突然临近的死亡却令我措手不及。我无法理解，前几天还能上街去买杯子的外婆怎么就突然动弹不得了呢？

　　这是一幅 12 年前定格在脑海里的画面……

　　天空中悠悠飘起了细细碎碎的小雪花，宛如柳絮般轻轻柔柔地洒落在一方拥挤的小院儿里。

　　舅舅姨姨还有哥哥姐姐紧紧地跪成一团。这一刻，我也明白了一件事，那就是——外婆已然离去了。大人们时常说，一个人去世的时候天上下雪，就意味着这个人生前是个善良的人。外婆也一定是这样的人。

　　就在这之前三天——

　　"外婆，外婆，你咋啦？"我满脸惊恐、慌手慌脚地瞅着外婆。这天在外婆家睡了一晚的我一睁眼起床就见到了这一景象：外婆眼睛圆睁着，嘴角歪斜，一只胳膊垂在床沿处。当时仅有 8 岁的我并不知道外婆出了什么事，只晓得此刻的她和平日大不一样，也说不出话来了。我吓得赶忙向家里跑去。

外婆膝下有 5 个孩子，舅舅是老大，妈妈排老二，其余都是我的姨姨。然而，舅舅在金丝峡做生意，很少有空回家。妈妈嫁得近，我便经常在外婆那里陪陪她，帮她"噔噔噔"跑上楼接个电话，"噔噔噔"跑下楼去给大门上锁，等等。幸好，这也使得我能及时发现外婆的异样。

"妈，你赶紧去看下我外婆，她不知道咋了！"我焦急地说着。妈妈一脸迷茫地问我："你外婆啥状况？你给说明白些！"我也说不清道不明，只晓得一迭声催促妈妈："别问了别问了，赶紧去瞅瞅！"妈妈被吓得猛地一哆嗦，连忙跑了过去，而后又打电话告知了我的舅舅和姨姨们。

那时村医还没上班，我们便到村医的家里将他请来。本来打算把外婆送到县里的医院去，村医却说，外婆眼下不能长途颠簸，不然脑梗病情会加重。因此，我们便带了些药在家里进行医治。

外婆具体是什么病症我并不知晓，只记得给她吊着药水，打着针，其他一些治疗措施我也不太记得了。但有一幕我至今记忆犹新：外婆不停地用手敲向她的头，紧接着，妈妈便匆忙上前为外婆悉心按摩头部，似乎这样做能让外婆的状况好转些。

舅舅一直忙着跟村医商讨外婆的治疗方法；大姨和二姨陪在床里边，小心翼翼协作着为外婆翻身，轻柔地为她擦拭身子，生怕对外婆造成丁点伤害；三姨在忙前忙后给外婆按摩和取东西。眼见外婆病倒卧床，妈妈、舅舅、姨姨都心痛至极，泪水止不住地掉落。我和哥哥姐姐也是满脸愁容，忧心忡忡。

外婆这个人性子要强又特别爱干净，不爱麻烦别人。我清晰地记得，那时，我还与哥哥一同前往商店去买过成人尿不湿。

如今每每回想那段往事，我都会情不自禁地思忖，那时的外婆，内心该是何等的痛苦难耐啊！她既无法开口表达所思所想，又不得不默默承受诸多苦楚与折磨。而家人只能眼睁睁地看着，心急如焚，却又束手无策。那种揪心的痛和无奈，让每个人都备受煎熬。

那两个晚上，我都祈祷着外婆能够快些好起来，然而这又有什么作用呢？在发病的第三天中午过后，外婆便溘然离去了。这期间，家里来了好多村医，他们过来探讨治疗措施，积极商议着，但最后也没能挽回外婆的生命。

外婆走后，妈妈才对舅舅和姨姨讲："妈前一阵儿说，她感觉自己这个冬天过不了了。"确实如外婆所言，她走在了大年初二，没过完这个冬天。舅舅很是生气，埋怨妈妈为什么没早告知。我也和舅舅想的一样。

我的心底到现在存在着一个谜团，我也不知道能不能得到我想要的答案——外婆的脑梗究竟严重到哪种程度了？那些村医，我很感激他们全力以赴的施救，但我同时也对他们心生疑惑：会不会是因为他们不让转送到大医院耽误了病情？又或者真的是外婆已病入膏肓，回天无力？

我不知道，年少的我尚无力对此多加思索。现在的我回想起来，心里充满疑惑。我不敢向母亲提起我的疑惑，怕她回忆起来会伤心。但我想，等下次见到爸爸，我去问问他，他应该会更清楚当年的细节。

无论答案如何，我只是想知晓个究竟。外婆终究无法长存在世，我没有嗔怪那些医生的意思，他们的努力我铭刻于心。我只想知道，那时的外婆，到底要通过什么样的办法和途径才能够获救呢？当时的救治方法究竟存在着哪些问题呢？倘若外婆当时被送往规模更大的医院，是否也会是同样让人无奈而又悲伤的结局呢？

如今踏上了学医之路后，我对脑梗、对死亡产生了更深入的、全新的理解。有人说"死亡并非终点，遗忘才是"，我又深切明白，死亡是每一个人都必须坦然直面的人生议题，它意味着一个生命体的消逝，自此以后，这个世界上便再无他的身影，仅仅会残留些许他曾经存在过的蛛丝马迹罢了。

死亡不可逆转，但我想我可以用爱和回忆来延续生命的意义。生命如此脆弱，这也更让我珍惜生命。我会承载着对外婆的思念和对生命的敬畏，去积极探索生命的珍惜，担负起自己作为一名医学生的责任和使命，努力让更多人健康地活着。

一段旅途中的温情

文/党咏琦（全科医学院）

　　一场春雨悄然而至，雨滴轻轻洒落在车窗外的树叶上，使叶面泛起油亮的光泽。连绵的春雨中，身上也冷冷的。一只落单的鸟儿躲藏在叶间，羽毛已被雨水打湿，显得沉重而疲惫。鸟儿低声啁啾着，声音中充满了迷茫和忧伤，好像在呼唤着逝去的春天，期待着温暖的归来。

　　"小伙子，我帮你吧。"旁边的大叔伸手接过了我沉重的箱子。

　　"谢谢叔叔。"我感激地望着他。他身形佝偻，手掌厚实、有力、布满了老茧，穿着简单而朴素，脸庞略显粗糙，未经修饰的头发有些凌乱，眼神中有疲惫，但也流露着温和善良的光芒。

　　随着车轮滚滚向前，我们的话题也越聊越多。大叔谈起了他的家庭：大儿子高中没读完就出去打工了；二儿子考上了大学，是大叔心中的骄傲。得知我在西安医学院求学，念的是临床医学时，他眼中闪过一丝敬佩。

　　"医学生啊，那就是未来的医生，救死扶伤。对了，你们学看片子了吗？"大叔的话题转向了他自己，"我在体检中心办健康证，医生说肺部有点问题，建议去西安的大医院看看。刚好你是学医的，帮我看一下。"说完，大叔就开始找他的胸片。

"我？我只是一个学生，可能还看不太懂。"我犹豫了一下，但还是接过了胸片。

"你就简单看一下，叔叔相信你。"大叔话语中充满了信任。

我接过胸片看了一眼，顿感不妙，右侧肺门不规则类圆形块状阴影，周边粗糙不规则。

"怎么样啊小伙子？"大叔眼睛里闪烁着期待的光芒。

近四年的学习里，我学到了很多，但面对一个普通的 X 光片，面对眼神清澈的他，我却一时语塞了。迟疑片刻后我告诉他："叔叔，您这可能是肺炎，需要去大医院做个 CT 检查，确定一下。"

大叔脸上露出了一丝感激的笑容："谢谢你，小伙子，一定要好好学习，将来当一名好医生。"

"不客气，大叔，那您家属没有跟你一起吗？"

他说老伴身体不太好在家静养，大儿子去新疆打工了，二儿子也在读大学呢，他平常在工地上打工，身体素质还可以，自己一个人去就好。那一瞬间，我心里异常难过，暗暗责备自己学艺不精，连个胸片都不会看，要是能清楚地看出只是普通的肺炎该多好。

列车很快就到站了，他帮我把行李箱取了下来，还一直反复给我说谢谢。看着大叔渐行渐远的背影，我心里像是突然被什么抓扯着一样的难受。为什么善良质朴、勤劳坚强的人会遇到这样的事呢？好希望我告诉他的是对的，只是一个普通的肺炎。

出站走在街上看到有人卖佛珠，小喇叭里放着梵音佛唱。我内心一动，他会好运的，上苍肯定会垂怜他，这个清贫善良的人。

春雨依旧霏霏，我抬起头，看着乌云密布的天空，心里充满了对未来的期待和希望。我想，无论前方的路有多么艰难，我会一直坚持下去，用我的勤奋修炼医学的技艺，也用我的善良去温暖这个世界。我一定能够实现踏上从医之路的初心，帮助更多人从疾苦中解脱。

抚慰伤痛 心灵疗愈

跨越壁垒
医患共舞

"进"等花开

文/刘娟(神经内科三病区)

有人说"静等花开"是父母对稚子的期望，是师长对学子的期许，是成功者胜利的奖杯，是赞誉时阵阵的掌声。而对于阿进而言，"静等花开"是无数医护人员的支持与帮助，是一场鼓励与角逐，是一场治愈与修行，是历经两年的"时光不语"之后重新获得的新生！

两年前的阿进，阳光而帅气，有着稳定的工作、聪明可爱的孩子、温柔善良的妻子，还有视他为生命的母亲。这个幸福的家庭，处处洋溢着笑容。

然而就在六一儿童节即将来临的前两天，他开始间断出现头晕，看东西也越来越模糊，他估摸着可能是为了能陪孩子好好过个儿童节，自己连续加班加点累着了，休息几天应该就会好转。可就在当天晚上，他发现自己连孩子的脸也看不清楚，走路也不稳当起来，便急匆匆地赶到医院急诊科。

我作为当天的值班二线，也在那个晚上第一次见到了年轻的阿进。住院检查后发现，年纪轻轻的他就已经被确诊"急性脑梗死、高血压、糖尿病"，脑血管造影提示多处脑动脉狭窄。阿进内心极度地恐慌，这不是老年人才会得的病吗？他才只有 38 岁，孩子还在上小学，母亲已是两鬓苍白，他若是倒下去，怎么办？

面对这样一个年轻的患者，科主任、主管医生与护士察觉了他的担忧与焦虑，不断地向他讲解卒中以及慢病管理的相关知识，协助他从饮食、运动等各方面控制危险因素，积极进行康复锻炼。出院时，他的情况稳定了很多，生活几乎没有受到太大影响。

当时的我们以为这个年轻人的"卒中故事"已经结束了，但后来我们才意识到，这仅仅是个开始。

一个月后的早晨，阿进像往常一样，准备起床去送孩子上学，却突然发现自己言语含糊不清，右手抬不起来，走路也变得困难，需要妻子搀扶才能勉强挪步。出于对我们的信任，他再次来到我们医院，直接住进了神经内科。这一次，所有人都发现，阿进变得沉默了很多，因为说话发音困难，他不愿意与人交流，不断冲着妻子和母亲发脾气，捶打自己无力的肢体。他的眼眸里，我们再也看不到一点光芒，只有一种深深的绝望。

对于卒中后抑郁的患者，我们不仅需要治疗他的疾病，更希望他能够努力"站起来"，恢复正常生活。科室针对阿进的情况，成立了集医疗、护理、康复、心理为一体的治疗小组。主管医师身怀六甲，但每天床旁细心地与他交流、指导治疗，一站就是半个小时；康复医师制订了详细计划，从语言、肢体运动、协调平衡，一点一点地进步；心理医师开具了辅助的抗抑郁药物，多次进行心理疏导，耐心听他"磕磕绊绊"的倾诉。最终，在大家的共同努力下，阿进的脸上终于再次展露了笑容，也慢慢变得愿意与人交流了。

这次出院后，主管医师考虑到阿进未来生活的不易，在国家对慢性病患者惠民扶助政策的支持下，早早为他办好了慢性病申请，然而随访电话一遍遍打过去，阿进迟迟没有来复诊，这让我们的心揪了起来。

直到两个月后，阿进的身影再次出现在我的诊室。看到他安然无恙，我默默松了一口气。拿出慢性病申请之后，阿进突然泪如雨下，哽咽地说道："你不知道我这两个月经历了什么。我的母亲无法面对我卒中这个现状，自尽了。我真的受不了了，是我拖累了大家，害死了她。我的爱人每天都要工作，既要养我，又要养孩子。我就是没用的，废物一个。"我递过一沓纸巾，却不知道怎么安慰，此时觉得世界所有的语言都是那么苍白，任由他哭得像个孩子。一阵沉默后，我告诉他："阿进，我们每一个人都不愿意生病，可是我们每一个人都不能逃离疾病。有很多人，因为生病，都没有长大的机会；还有很多人，因为生病早早地失去了生命，就像你住院期间的有些病友，我们倾尽所有，他也没有站起来的可能。与他们相比，你是幸运的，可以看得见、听得到，可以说出话，可以走着来复诊，我们都替你高兴，希望你好好地生活。你的母亲因不能替你受过而离开你，不是让你背负着枷锁，是你要接替她活着；对于你的孩子和妻子，你的存在，就是她们的幸福。如果你需要，我们也会永远都在你身边！"

生活的磨砺没有摧垮阿进的意志，也没有阻断我们彼此的坚持。后来阿进坚持随诊，隔两个月我就会见到他。他会告诉我们他的生活、他经营的小店、他和孩子的旅行，以及他后来自己写的书。是啊，时光不语，是为了让我们慢慢地体悟生活的美好；静待花开，是我们在不断修炼和治愈；阿进的恢复，就是我们见证花开的时候感受到的前所未有的喜悦与幸福。

我们与阿进的故事，一直在延续。

蹒跚步履中的双向奔赴

文／何慧媛（口腔科）

那段时间，以往就诊患者络绎不绝的口腔科门诊一反常态地冷冷清清。一个上午，我正在诊室里埋头整理患者资料，突然诊室门被轻轻推开，一位大叔一拐一拐地走了进来。

"何医生，我不是来看牙的就是来看看您。这不是这两天疫情紧张了么，你们这儿风险大，你一定要好好保护自己啊。这是我平常吃的药，增强免疫力的，蛮好的，给你，你吃上。"大叔连声说道。

"哎呀，是刘叔呀，您看您，疫情这么紧张您还在外面跑什么？不用担心我，我会特别小心的。这药还蛮贵的，我不能要，您留着自己用啊。"我赶忙叮咛他，"我这儿都挺好的，不用担心，您快回家吧，好好保重自己。"

目送大叔拖着右腿一步步远去的身影，我不禁感慨万千。和刘大叔结缘大约在两年前。那又是一个口腔治疗预约得满满的上午，我刚刚送走一位拔智齿的女孩，紧接着就进来一位步履蹒跚的男性患者，年龄 60 岁上下，穿着一件皱巴巴的褐色夹克衫，脚下是一双千层底黑布面的老北京布鞋。只见他右手伸直呈勾拳状，右腿拖步前行，一看就是一位脑卒中后遗症的患者。一位个头矮小，穿着同样朴素的大娘跟随在距他两步远的地方，大娘想伸手搀扶一下他，大叔就不耐烦地一甩手道："别，别碰我！我自己走！"

大叔走得很慢，老半天才坐到了牙椅上，右腿却怎么也挪不上去。我弯下腰帮他把腿抬上治疗椅，扶他躺下，把那一双穿着黑布鞋的脚在足托上安置好。

待到大叔一开口说话我就意识到，这一次治疗注定无法顺利完成，这个上午又得严重拖班了。脑卒中后遗症的患者受损害的不仅是运动功能，还有语言功能。大叔无法顺畅地表达自己的意思，越是着急语言表述就越卡顿，只能两个字两个字往外蹦。问了半天，我还是没有办法清晰地了解他的主诉。但我也发现大叔的思维是清楚的，他可以准确地理解我的意思，只是表达不清楚而已。

"大叔，您别急，咱这样，我一边检查一边问你问题，你只需要回答是或者不是，好吗？"大叔点点头。

……

交代好治疗方案，我便开始为刘大叔进行口腔治疗。这又是一项艰难的工作。由于卒中后遗症，刘大叔的面神经功能障碍，无法像正常患者一样高度配合，长时间的张口和治疗中反复吸唾的动作他都没办法顺利完成。我不得不经常中断治疗，让他紧张的面部肌肉得到休息后，再继续接下来的操作。

终于，花了比平常足足多一倍的时间，刘大叔的口腔治疗完成了，我长长松了一口气。听到治疗结束的好消息，他也大大地舒了一口气。看得出来，刘大叔在我聚精会神治疗的同时，竭力配合我的指令，脸上的肌肉已经紧张得快要抽搐起来了。

3个月的治疗周期，10多次的牙周刮治，每一次都在重复着同样的过程。第一次陪同刘大叔来诊室的大娘来过两次之后便再没出现，每次我都见大叔一个人孤独地、倔强地拖着他那条不太灵便的右腿来来去去。

我发现，刘大叔每次治疗时，都会往挛缩弯曲的右手掌内塞好多卫生纸。询问他原因，得知自从生病后他的右手时不时会感到疼痛并且不由自主震颤，有东西在手心里握着会感觉好一点，就不会影响配合治疗，我便准备了一个弹性橡皮球，让刘大叔在治疗的时候握在右手心里。握住弹力球，刘大叔不由地露出笑容，两只眼睛弯成了小月亮，配在那因常年要运力发声、动作而略显狰狞的面孔上，倒有种别样的憨态可掬。

随着治疗的进展，刘大叔脸上的笑容越来越多。每次治疗结束，他都会用那只正常的左手向我敬礼。我很开心，也向他报以微笑。随着治疗工作的完成，我以为他也会像我看诊过的千千万万的患者一样，从此汇入茫茫人海，难再相见。

没想到的是，刘大叔在治疗结束后又来诊室了好几次，仅仅是为了来告诉我，他在附近又发现了哪一处吃饭又便宜又好的地方。"何医生，你工作忙，中午经常为了我们这些患者错过吃饭的点，但是再忙饭还是要好好吃的。"看到我中午忙到脱不开身的时候，他又帮我买回来饭菜送到诊室。手里端着热腾腾的饭菜，一阵温热的力量从手心沿着手臂一直蔓延到内心，我的感动一时间竟难以言表。刘大叔行动不便，自己都需要人关照，却还尽自己的力量关照着我。我明白，这是他以自己的方式为我在诊疗中予以他体谅的回馈。

工作这些年以来，我越来越觉得我们和患者是双向奔赴的，患者在我们这里收获了健康，我们在患者那里收获了战胜疾病的成就感。我们和患者相遇，认真倾听他们的诉求，尊重和见证他们的痛苦，尽我们所能去帮助照顾他们，而他们给我们的感动也会不期而遇。

相信你们， 你们定

文/倪亚萍(全科医学科)

　　"倪医生，昨天收了一位发热3天的患者，体温最高39.2℃，在厂医院已经给了积极抗感染治疗，但是效果不明显。"一大早上班，夜班医生敏雯便告知我有这么一个患者。

　　在全科医学科，不明原因发热者很常见，3天的病程还不算长，有的发热可能会反反复复数月，找不到病因，用尽各种治疗手段，结果却不尽如人意。疾病的复杂性和医学的不确定性，让全科医生的临床工作，犹如在迷雾中摸索前行，找不对方向，就常常要绕好多的弯路，费尽了力气，又要回到原点重新开始。

　　"患者66岁，既往体健，发热的同时伴有腹痛，在当地医院查了腹部CT，提示肝脏占位性病变。"敏雯对我道。她在全科医学科已经历练了5年，经过临床的摸爬滚打，善于从一大堆纷繁复杂的信息中迅速表达出关键要点。"看来这个肝脏占位性病变很有可能就是患者发热的元凶，是癌？感染？还是别的什么？需要尽快明确。"我思忖着。

　　晨交班结束后，我到床边查看患者。持续的高烧，让体格看上去还算壮实的张叔叔此刻显得虚弱不堪，浓密的花白头发濡湿成一绺绺贴在头皮上，蜡黄的面庞略略有点浮肿，两颊潮红，球结膜发红肿胀，鼻腔里向外重重呼着浊气。叔叔身边是他的老伴，一位气质儒雅的阿姨，但看上去也很憔悴。她正在按照护士的嘱咐，一遍遍用温热的毛巾替叔叔擦拭着身体。

"尽快完善上腹部的增强 CT，昨晚液体已经补够了，上午先不输液，做完检查回来再说。"我转头对责任护士蓓蓓说。

"好嘞，叔叔一早没吃没喝就等着做检查呢，CT 单子已经送去排号了，等快排到了我就送叔叔下去做。"蓓蓓答道。

下午，等不及报告单取回来，我向 CT 室打去电话询问结果。得到了一个好消息，张叔叔的占位性病变明确为肝脓肿，除外肿瘤等其他病变。不是癌，预后就会比较好。但同时不好的消息是，肿块比较大，最大径达 62 毫米。这意味着，治疗将是一场硬仗。

要想快速地打赢这一仗，外科手术不失为一个选择，这样能够直接去除病灶，再辅以抗感染治疗，效果迅捷，立竿见影。但是，叔叔处于高热中，十分虚弱，手术对身体也是一个沉重的打击，术后的恢复也将是一个漫长艰难的过程。我决定找张叔叔还有阿姨好好谈一谈，看看他们的想法，再进一步确定诊疗思路。

"从增强 CT 来看，目前确诊是肝脓肿，不考虑恶性肿瘤，这是好事。"当我向阿姨宣布排除恶性肿瘤的考虑时，她脸上笼罩的愁云瞬间消散，紧蹙的眉头舒展开来，甚至浮现出这一天来的第一次笑容。

"但是……"我的转折词刚一出口，阿姨的眉头又紧紧蹙拢在一起。当医生的，不可能总是向患者和家属宣布好消息，常常是好坏参半，也免不了有更多坏消息的时候，这就需要有更好的谈话技巧，在留意患者还有家属的预期与承受能力的同时，更清楚地表达自己的意图，取得最大限度的理解与配合。"肝脓肿的治疗在感染性疾病里算是比较麻烦的，叔叔的这个肿块又比较大，如果治疗不及时或者出现严重的并发症，死亡率也是很高的。"我继续解释，"全科医学科能够提供积极的药物治疗，病情进展也需要边治疗边观察，当然，也可以选择穿刺引流或者腹腔镜手术等外科方法，可能更快更有效。"

"我们不手术，不手术。"张叔叔和阿姨异口同声地说。

张叔叔和阿姨听明白了我对疾病的分析，他们表示，只要不是肿瘤，就放心多了，就先用药物保守治疗试一试。站在全科医生的角度，在疾病的走向以及治疗的效果还不明朗的时候，决策起来有时候反而不如患者和家属那样坚定。是的，张叔叔没有基础疾病，既往身体健康，可以先选择抗生素药物治疗。但药物治疗可能起效比较慢，发热及腹痛的症状缓解较慢。而且为了有效打击感染，要选用治疗效果比较强的碳青霉烯类抗生素，强效的抗生素往往是一把双刃剑，杀灭病菌的同时，也会给肝脏、肾脏带来较大的毒副作用。药物治疗的好处是，不用外科介入，没有创伤，但也有可能效果不佳，耽误病情不说，有可能最终还是不得不选择手术治疗。

而摸索治疗方案的过程中，患者所需要遭受的痛苦、额外的花费，难免会让一些患者和家属提出疑问。这些，让全科医生在做决策的时候，不得不与患者和家属充分沟通，细细考量。当我把通盘考虑向张叔叔和阿姨讲清楚后，阿姨稍稍犹豫了一下，随即告诉我："医生，我们还是暂时不考虑手术，愿意先药物保守治疗试试。如果必须手术，我们也配合。""相信你们，你们定！"阿姨和叔叔又补充说。

在我向叔叔阿姨讲病情的时候，看得出来，他们也在努力地跟随我的思考对疾病、治疗以及预后进行着权衡。阿姨表达他们决定不手术，选择保守治疗的时候，语气虽然很轻，却很坚定。她所传递出来的对我们诊疗思路的信任，也让我增强了用药物去搏一下的信心。

请示了科室主任，确定了"美罗培南"抗感染及辅助治疗的方案。用药两天后，张叔叔的体温就明显控制了，最高体温37.8℃。从连日来与高热的缠斗中挣脱出来，张叔叔精神好了很多，不再像刚入院那两天那样总是虚弱地躺在床上，吃饭喝水都要阿姨照顾，也能下床活动活动了。

一天的液体输完后，我总能看见老两口在楼道里遛弯，手挽着手，慢慢地，一步一步，就像他们这么多年来相互扶持着走过人生的大半路程一样，没有太多的言语交流，步调却是那么和谐。踱到走廊尽头的窗口时，两人会停驻下来，肩并肩望着窗外。窗口投入的光围绕着二人，轮廓既柔和又清晰，犹如一副剪影。我们都觉得张叔叔病情就此好转十分顺理成章。

治疗进行到第7天，我一上班，护士便告诉我一个让人沮丧的消息："17床那位张叔叔，又发烧了，刚刚测的体温39.2℃，已经抽了血培养标本送去化验，用了退热药，但是他精神很差。"这可不是好兆头，虽然确定治疗方案的时候也考虑过病程反复的可能，但是一心盼望患者在强力抗感染的加持下顺利康复的意愿，让我无意在心里回避了这样一种可能性。当不尽如人意的现实摆在眼前时，我不得不调整思路，慎重考虑是否启用B计划。

第二次与叔叔阿姨深入沟通病情时，我道："经过1周的治疗，从感染指标上看是比之前明显降低了，但是今天再次出现高热，说明可能存在抗生素覆盖面不够、脓肿太大，导致药物治疗效果不佳的问题。……目前有两个方案，或者加用覆盖阳性菌更强的万古霉素，或者外科手术处理。继续药物治疗还是有很大风险，有可能控制不住感染，也有可能出现严重的影响肝肾功能的药物副反应。"阿姨眼泛着泪花表示，不到万不得已，他们还是想药物治疗，她又重复了上次说过的话："相信你们，你们定！"

在疾病的不同阶段，阿姨所表达的信任带给我的感受是截然不同的。一开始，她的信任与托付传递给我的是鼓励与信心，而治疗进展艰难遇到波折的时候，她的信任则让我感到了沉重的压力。

我们随后组织了院内多学科会诊，最后取得共识：患者没有基础疾病，目前也没有出现其他脏器的问题，可以继续"美罗培南+万古霉素"药物治疗。保险起见，我们决定继续用药3天，如果没有明显效果马上启动外科手术治疗。

联合广覆盖强效抗生素后，这一次，张叔叔的治疗顺利了很多。他的精神以及一般情况越来越好，也不再发热。疗程2周时复查腹部CT，提示肝脓肿明显好转，病灶较前明显缩小，密度较前减低。治疗方案改为口服药物后，我便安排张叔叔出院回家了。

1个月后，张叔叔来医院复查。再次看见叔叔阿姨两人，我们都很高兴。张叔叔的气色和1个月前判若两人，他腰板挺直，面色红润，说起话来声如洪钟，不时发出阵阵爽朗的笑声。

敏雯打开电脑上的CT图像，指点着影像上的病灶处，认真为叔叔阿姨讲解治疗前后肝脓肿的大小及性质变化。张叔叔惊讶道："真的看不见了，好明显，我都会看CT片子了！"说这句话的时候，他激动得泪盈双眼。

张叔叔的诊疗经过，看似简单的药物治疗，其实过程并不简单。是在医患之间的互相信任、全科医生严谨的诊疗思路以及良好的医患沟通的综合基础上，医患共同决策，才达成了目前理想的治疗效果。

医患共同决策，能做出对患者更为合适的决定。而全科医生以患者为中心，从生理、心理、社会和文化等多个方面解决患者的健康问题，同时促进患者对健康的认知，增强患者的自主性，是医患共同决策的最佳践行者。医患彼此信任、沟通良好，可以很大程度上让医患共同获益，患者收获健康，医生获得成就感和职业认同感。

秋日中的一抹红

文／石颖鹏（全科医学科）

　　秋天，它不像春天的妩媚、夏天的热烈、冬天的冷酷，秋天是低沉的、安静的、内敛的、不起眼的，甚至是让人忽视的存在。这就像那些卧病在床的老人，他们安静地躺在病床上，没有了往日的风采和神气，只有胸腔微弱的起伏，仿佛是活着的证据。他们不像青年或者中年患者，对康复出院抱有坚定的希望，他们混沌的眼睛看不到底，他们不声不响、无欲无求。

　　然而，老人真的对生命毫无眷恋吗？当然不是，他们和其他人一样，对活着充满了渴望，只是这种生的欲望被身体的病痛和心理的负担牢牢地困住，他们在承受身体疾病的同时，往往备受焦虑和抑郁之苦，因为不敢或者是不愿意表达，往往被医生或者家人所忽视。

　　作为一名全科医生，我接触的患有慢性病的老年人不在少数，其中有这样一位患者给我留下了深刻的印象。那是一年前，恰逢中秋节，病房比往常安静了不少。突然，电话铃急促地响起来，是急诊室打来的，一位呼吸衰竭、戴着呼吸机的70岁的老奶奶要求住到我们科。要知道普通病房通常无法满足危重患者的救治，于是，我立刻向科主任汇报了老人的病情。主任分析了患者的病情之后，指出这会儿患者如果不戴呼吸机的话，她的呼吸衰竭很难纠正，预后极差。最终，这位老奶奶从急诊科戴着呼吸机被推到了我们的监护室。

刚到病房的老奶奶情况特别差，强迫坐位，呼吸道布满了黏液，满肺的干湿啰音，高热，嗜睡，反应极慢，不能自主进食，要靠着外周血管输液来进行营养的支持，还有肠道菌群失调，每天腹泻10次之多。老问题如高血糖、高血压也跑来捣乱，雪上加霜。此外，老奶奶突然又出现了精神的异常，躁动、谵妄，伴有间断的癫痫发作。全身上下不同的脏器同时出了毛病，而且个个致命，很难想象老奶奶当时经历了怎样的痛苦。

困难再多，我们也要各个击破。在我们积极抗感染、呼吸机辅助呼吸、改善心功能、补充肠道益生菌、调整血压血糖等综合治疗后，老奶奶的病情得到了一定的缓解。慢慢地，她能够间断地脱离呼吸机、能够吃饭了，也不用再担心腹泻等问题，各项指标都在好转。

原本我以为，假以时日，她也能够像其他患者一样顺利康复出院。然而这场重病，给老奶奶带来的创伤不仅仅是身体上的，更严重的是心理和精神上的。虽然说临床上的各个指标都在好转，但是老奶奶逐渐出现了日夜颠倒、失眠、头痛等症状，不但多疑和猜忌，甚至开始辱骂护工和家人。我们给老奶奶做了汉密尔顿焦虑抑郁量表评分，老奶奶的评分是中度焦虑，除了药物干预之外，心理疏导也很重要。

作为她的管床医生，平日我跟她接触最多，也是陪她时间最久的。在我看来，导致老奶奶心理问题的主要原因，是缺乏安全感和希望感。在她疾病最重的时候，不但她自己和家属，就连我们医生也觉得她凶多吉少，希望渺茫。但我深知精神因素的强大作用。我每天会花更多的时间陪在她的床旁；每当主任查房的时候，也会拉着主任多看几次她；当她有一点进步，我就及时跟她分享并且夸张地鼓励，有时候只是一个轻抚、一句安慰，但是我能体会到老奶奶心理状态的变化，她望向我的眼神从一开始的混沌无光慢慢地有了一丝不易察觉的光彩。

我清楚地记得有一次在持续的癫痫之后，她经历了一段意识不清的状态，清醒之后，她发现我握着她的手陪在床旁，她把头转向了我，手指微微颤抖，眼泪不自主地流了下来。她张了张嘴，没有说出话来，但是我懂，她应该在说："我活过来了，我不是一个人在战斗，我还有希望……"她的这个眼神，也让我明白，我们全科医生的任务不仅仅是让患者的指标好转，更是要让患者感受到安心、放心和舒心。医生，不要做高高在上的救世主，而是要成为一个有责任心、同理心和爱心的摆渡人。

老奶奶一开始对呼吸机十分抵触，按她的话说，如果摆脱不了呼吸机，还不如立马死了。我便向她反复解释使用呼吸机的原因，跟她分享其他慢阻肺患者的发展趋势和生活，带她了解这个疾病，给她设定目标、分配任务，让她自己有参与感。慢慢地，她对使用呼吸机也没那么抵触了，甚至还开玩笑说还要再活30年。这种心理状态的转变，让老奶奶的睡眠和饮食慢慢好了起来，吃饱了，也睡足了，她的身体状况和各项指标也理所当然地好了起来。从艰难地坐起，到床边的搭腿坐，到颤颤巍巍地站立行走，到后来的满走廊溜达，经历了躁动、焦虑、抑郁，到如今的健谈、开朗、乐观和满面红光，老奶奶终于康复出院，从全科医学科的病房重返她热爱的家庭和社会。

今年的中秋节，她在女儿的陪同下来医院看我。她身穿一件粉红色的外套，在满眼秋色的映衬之下，笑盈盈地站在那里向我挥手。远远望去，她身上粉红色外套格外地耀眼。那一瞬间，我心头一颤，莫名有点儿感动。我想，这一抹粉红色正体现了老年人内心深埋的那种生命张力吧。

守在监护室门口的妈妈

文/刘明明（心胸外科）

当患者被推进监护室，门缓缓关上，对于家属来说，那道门隔开的不仅是和亲人的联系，还有对亲人无法预见的病情的担忧。我们经常看到监护室门外满面愁容、踌躇犹疑的人，有的形单影只，有的成群结队，或面无表情地呆坐着，或垂肩把头埋在双掌之间，或满脸焦急等待着医生来谈话……

监护室患者病情危重，加之院感要求，家属不能陪伴。每天我们都要接触各种不同性格的家属，经常会面对家属的意愿和制度之间的冲突，我们需要耐心解释。有时也会遇到家属的不理解，甚至过激行为。那么该怎样去平衡这种关系呢？就从我的一次亲身经历讲起吧。

那是一个8月，监护室住进了一名叫波波的患者，是个刚研究生毕业不久的27岁小伙，患有感染性心内膜炎，病情危重。在护理波波的过程中，通过与其父母的接触和交流，我感受到他们的善良与朴实。因为要随时接收危重或者术后回室的患者，监护室门口不允许长时间聚集，但他们经常守在监护室门口。我们医护人员和他们解释过，并劝说过几次。每次劝说后，波波爸爸能接受并配合，但波波妈妈只会短暂离开，经常在我们打开门的瞬间往里面挤。她充满担忧的眼神，好似能把监护室的门"看穿"……

有个周五早上，忙完治疗，当我打开监护室的门，又看见波波妈妈贴在门口，眼角挂着泪水，嘴里在祈祷，大概的意思是希望波波赶快好起来。我不禁心底泛起一丝心疼，便询问道："波波妈妈，您这几天是不是一直没休息？"波波妈妈一边擦眼泪一边说："我睡不着，心里十分担心我儿子。"在监护室工作的我，经常会遇到患者家属面对随时可能失去至亲而悲痛哭泣的情景，我内心都会有说不出的滋味，同时也觉得自己很渺小。我只能加倍用心护理患者，第一时间把患者微小的病情变化反馈给医生，我们医护共同努力，积极救治患者。

面对心力交瘁、悲不自禁的波波妈妈，我想到了在叙事医学培养班时杨晓霖教授教我们的方法，试着好好倾听患者家属的内心世界。我对她说："波波妈妈，您几天都没睡了，白天波波爸爸在这，您去休息一会儿吧。"

波波妈妈说："护士长，这几天我眼泪都要哭干了。你也知道我家波波突然叫不醒就推进监护室抢救了，医生说发烧导致感染性心内膜炎，心脏上赘生物脱落了，又做了心脏手术，手术完还在发烧，我哪里敢睡觉啊！我们是农村人，干苦力挣钱供波波上本科、读研究生。他今年才毕业，上个月刚找到工作。我原以为我们苦日子到头了，可谁知道一个感冒，咋就心脏有问题抢救了，又换了心脏瓣膜，我害怕呀……"波波妈妈说着就哽咽了，不能自已。

我点点头，递上纸巾，又关心地问："阿姨，波波感冒几天来的医院？"

波波妈妈回答道："听说半个多月了。波波上个月在西安找到工作了，感冒也没告诉我们，住进医院了才给我们打电话。我和他爸在山西老家打零工，我们想着趁着现在还能干动，多挣点钱帮衬着给他买房娶媳妇呢。"

我说："您真是个能干又伟大的母亲。在老家接到波波电话，您和叔叔是怎么来的？"

"我们乘火车，没有座位，是站票，那十个小时感觉像是过了一年。"

我试着又问："现在我们应该怎么做能让您的担忧减少一点？"

"其实你们医生护士都已经很好了，从入院到手术都一直积极给波波治疗，每天都和我们沟通波波的病情。"

"那您现在为什么还是这么害怕？"

她沉思了大概一分钟说："可能是我自己的原因，我害怕，不想去睡觉。我越不睡觉就越会胡思乱想，索性就守在这儿"。

我想了想说："阿姨，我们监护室的医生和护士，也很害怕波波病情恶化。我们轮流上班，下班回家休息好了再来上班，保证上班时有良好的精神状态去照顾波波。现在波波通过各种治疗，病情逐渐趋于平稳了。医生说，明天复查一个胸片和心脏B超，情况好转下周就可以出监护室了，那时候就需要您自己照顾了，您觉得您这样的状态能照顾好波波吗？"

波波妈妈突然恍然大悟："护士长，你说得对，我这样没有办法好好照顾波波，哭不仅没帮上忙反而让你们担心了。守在这，害大家进出监护室都不方便，也影响你们工作，真不好意思，给你们添麻烦了，谢谢你今天能听我说这么多。我这就回去睡觉，休息好，等着我们波波出监护室照顾他。"

我欣慰地说："阿姨，听了您和波波的经历，我从内心非常钦佩您，您是一位好母亲。让我们共同努力，期待波波早日康复。"

波波妈妈频频点头，随后便离开回去睡觉了。我不禁感叹，

跨越壁垒 医患共舞

一个孩子对于一个家庭来说，是多么的重要！从那以后，我在监护波波时就感觉多了一份责任感。

在我们医护日夜守护下，波波的病情好转，先后拔掉了各类管道。波波也很给力，主动配合我们做康复训练，一个星期后，从监护室转到普通病房。把波波交给他妈妈的时候，他妈妈的眼里闪着泪光，紧紧握着我的手说："谢谢你们，如果没有这么好的医生和护士，我们波波早就没命了，谢谢你们救了他。"有了上次的深入交流，波波妈妈每次在走廊或者病房看到我，都要和我打招呼，还会拉着我聊两句。有时候是关于波波的现状，有时候是询问我的近况。

叙事护理，赋予我们一种倾听内心的能力。我们主动去接触患者及家属，了解每个行为背后他们更深的意愿和需求，让他们感受到他们所担忧的事情也是我们医护人员所担心的，不仅帮助患者及家属找到解决问题的方法，也维护了医院的规章制度；同时，也让家属感受到了人文关怀，使我们医护的心和患者及家属的心拉得更近。

打破语言的壁垒， 呵护异国一段旅途

文/汪位位(神经外二科)

　　那天我值辅夜班，科室工作格外忙，监护室里住满了重症患者，还收了几个新入院的患者，一直到快午夜 12 点我还在和夜班护士一起忙碌着。看来，这又是一个通宵不眠之夜。

　　这时，来自急诊的电话铃响了，请值班医生前去会诊。会诊回来的医生告诉我们，马上要收治一位急性脑梗死的患者，患者意识是清楚的，但特殊的是，他是韩国人。我不由得忐忑起来，毕竟自己英文水平有限，更不懂韩语，这接下来护理中的沟通交流可该怎么进行呢？

　　很快患者就上来了，是一个不到 30 岁的年轻人，个子很高，看上去斯斯文文，身边还跟着一名翻译。在监护室门口，我连说带比画地告诉他将随身物品交给随行人员再进入监护室。他睁着细长的双眼困惑地看着我，看上去既疲惫又焦虑。翻译告诉我，他需要将手机带进监护室，以便有任何问题可以通过他来翻译沟通，我请示了领导后特许了这位年轻人将手机随身带着。

　　可能是因为来到了陌生的环境，身边又没有熟悉的人，他看上去十分警觉，躺在病床上，眼睛总是紧紧盯着我们的一举一

跨越壁垒　医患共舞

动，将手机也护在肘下，一刻也不离开身边。我在自己的手机上下载了韩语翻译软件，需要为他做抽血、气压泵、脑超等治疗护理时，便通过软件将要做的护理操作和目的翻译成韩文，展示给他看。面对熟悉的文字，他的表情不再那么紧绷，理解了我们的诉求后，尝试着去配合。

送他去做核磁共振检查的途中，他用英语混杂着简单的汉语告诉我们，他来中国有半年了，这次主要是探亲和旅游，他很喜欢中国的文化，特别是中国的美食。我夸赞他：来中国时间这么短，能够听懂和说简单的中文，真厉害！

监护室里重症患者多，为了便于监护病情，灯光彻夜不灭，还有连续运转的呼吸机不间断地传出呼哧呼哧的送气声。我正在埋头书写护理记录，听到了一声生涩的汉语："你好！"我连忙走到他的床前，问："怎么了？"他连说带比画地表示，灯光太亮。我连忙关闭了靠近他这边的灯，找来一条干毛巾遮在他眼部，并拉上围帘。随后，我联系他的翻译让帮忙送一个眼罩进来。

寂静的夜里，各种仪器设备发出的声音格外清晰，他的邻床是一位插管带呼吸机的重症患者。他闭着眼躺在床上，辗转反侧难以入睡。我注意到他的焦躁不安，用湿巾敷在他额头上，试图用一点凉意帮他镇定下来。慢慢地，他安静下来，喃喃说："谢谢……"

那几天，我连续上8对8的夜班，和他的接触交流就多一些。起初，他在监护室表现得紧张不安，手机时刻不离手，一有问题就打给翻译，再通过翻译来和我们进行交流。其他物品和食品他也要放在自己目所能及的地方。我们整理监护室环境时，将他的物品随手都放进了储物柜。当我为他做治疗时，他通过翻译软件打字问我："我想喝酸奶，我的那箱酸奶去哪里了？刚刚有人从我这里把它拿走了。"我从吊塔上取下一盒酸奶递给他，他却一直摇头。我将整箱酸奶从储物柜中取出示意给他看，当我准备放回去时，他用目光和手势阻止了我，我明白了，将这箱奶放在了他身边触手可及的吊塔上，他点点头。就像这样的每一件小事，我们都不厌其烦地耐心交流着，直到他比出"OK"的手势。

转眼间，他已经入住监护室一周了。做各项护理治疗时，我们之间也不再需要手机软件的协助，只需要简单的目光对视和肢体动作示意，他便很快理解我们的用意，并进行配合。当我们整理环境收拾物品时，他也不再执意要求将所有物品都放在手边，手机也不再紧紧护在肘下，可以随意地放在床头柜上。看得出，他已经适应了这里的环境，整个人的状态不再那么紧绷，和我们的交流自如了许多。他头痛的症状也缓解了许多，在一次例行做针灸治疗时，他的脸上绽开了由衷的笑容并竖起了大拇指。医生说，他已经安全度过了急性期，可以转出监护室继续康复治疗。

在异国他乡之旅中，他虽然经历了疾病的痛苦，但语言的壁垒没有成为交流的屏障。我们就像帮助自己的同胞一样，体贴入微地了解他的每一点需求，让他在这段艰难的时刻尽量少一点困扰，多一点适意。而我们，也从这段经历中学会了灵活处置沟通问题的技巧，更有信心去从容应对未来工作中复杂多变的局面。

学会放下， 才能更好地前行

文/卢阳（普外科一、二病区）

"奶奶，您要是难受就跟我们说，但是千万不能自己拔胃管哦，这个胃管能帮您减轻腹痛腹胀的症状。"交接班的时候，我习惯性地叮嘱着患者。

"没事儿，早习惯了，得了癌症都没击垮我，留个胃管怕什么，放心。"刘奶奶乐呵呵地说。

刘奶奶的乐观开朗引起了我的注意，我看着她也笑了："奶奶，您心态真好，这样就对了，心态好身体的免疫力才会好，就能早日战胜疾病。"

刘奶奶去年体检的时候发现胃癌，做了胃癌根治术，术后定期来化疗，虽然头发都脱完了，但是不影响她眉目间的慈祥，以及眼里透着的淡定和蔼的光。刘奶奶这次住院是因为发生了肠梗阻，这是手术后常见的并发症，饮食稍有不注意就容易发病。发病后，留置胃管行胃肠减压则是最基本的治疗方案。

留置胃管非常痛苦，咽喉本就是一个非常脆弱敏感的部位，一点点异物刺激就容易引起强烈的呛咳反射。尽管现在的胃管都采用的是硅塑材质，已经尽可能降低对黏膜的刺激，但管路毕竟比面条还粗，长时间的留置还是会造成很大的不适感，有些耐受性比较差的患者感受更是痛苦，常常表现得非常抗拒，甚至会趁我们医护人员不注意去自行拔管。

但是刘奶奶表现得很坚强、很配合，每次交接班查看她的情况时，我都不由得感叹她这么大年纪配合度甚至比有些年轻人都要好。对于自身的疾病及身体上的痛苦，刘奶奶不仅从不抱怨、不怨天尤人，总是以乐呵呵的态度面对前来为她检查治疗的医护人员，甚至当同病室的病友因为难受不能好好配合治疗的时候，她还总以过来人的身份分享自己的经验，开导他们好好配合。

刘奶奶豁达的心态令我很是敬佩，她像我外婆一样慈祥和蔼，让我感觉十分亲切。所以，刘奶奶住院期间，我只要一有空就愿意到她的病房去聊聊天，听她讲讲生活的故事、人生的道理，我就感觉，护理工作不仅能够给他人提供帮助，反过来也能得到患者的帮助，获得成长。

我以为，像刘奶奶这样的人，一定总是能轻松化解烦心的事，总是在生活中扮演别人导师的角色。直到有一天，我在刘奶奶病房给另一位患者做治疗时，听到她和别人讲自己去年做手术时的事，不由得留神听起来。

"去年做这个手术的时候，孩子怕我接受不了，没告诉我实话，说是胃息肉，做完手术就好了。"刘奶奶若有所思道，"可是术后呢，我感觉特别虚弱，哪里都不舒服，特别是还插着胃管，太难受了，就老是想把管子拔了，觉得管子拔掉也许就不难受了。"

"原来您也一样啊，看来这个胃管谁插着都是一样难受。"隔壁床阿姨说。

"是啊，我天天想着拔掉这个管子，孩子看得紧，不让拔，"刘奶奶说，"我还和孩子吵了起来，孩子一激动不留神说出我这是癌。"

隔壁床阿姨沉默了。

"当时我也接受不了呀，说不治了不治了，闹腾着要出院回家。"

"那，后来您是怎么想通了？"隔壁阿姨小心翼翼地问道。

"见我闹得厉害，孩子实在没办法，就答应说第二天带我回家。"刘奶奶慢慢述说，"回家的前一天晚上，我心里烦，在床上躺不住，就在走廊上溜达，看到窗子根有人在跳舞，她年纪没我大，戴着耳机，我听不见音乐但是看她跳得特别投入，不知不觉就看了好久。"刘奶奶脸上浮现出笑容，似乎回到了当时，"怪了，她的舞蹈好像感染了我，当时心情就不那么烦闷了，原先心里堵着的地方好像被打开了一个口子，像有光照了进来。"

"舞蹈停下来后，我和她聊了起来，她告诉我，她是一名结肠癌术后的患者。"隔壁阿姨和我都不作声，静静地听刘奶奶继续讲述，"她这次来医院是化疗期间过来复查的。我觉得特别惊讶，她癌症术后还在化疗，状态还能那么好。可能是看出来我脸上的不可思议，她说了这样一句话：'学会放下，才能更好地前行。'"我和隔壁阿姨若有所思地点头。

"这句话改变了我的决定，既然已经得了病，逃避也解决不了问题，只会让疾病成为困住自己的枷锁，不如放下负担，积极面对。这不，我现在过得也不错，虽然不能像她一样跳舞，但也能好好地生活。"刘奶奶讲完了她的心路历程，她这一次的讲述比以往任何一次都更触动我。

学会放下，才能更好地前行。是啊，我联系到自己身上，就想到自己虽然外表开朗自信，实际内心非常敏感自卑，特别是一上台发言就会特别紧张，手足无措。而这样的心理状态源于小学时候的一次经历。那个学年我被选为优秀学生，也许是老师忘记了，也许是老师通知了而我没有注意，当我作为优秀学生代表被要求上台发言时，没有提前准备发言稿的我脑袋里一片空白，站在台上没说几句就语塞了。我不知所措地站在那里，台下议论纷纷，我都不记得当时是怎么下台的了。自那以后，只要一上台我就会不由自主地紧张，怎么都没有办法自如表现。那段经历成了我心里过不去的一道坎，多年来始终耿耿于怀。刘奶奶能够勇敢接纳自己身体上的疾病，我也应该不困于过往，接纳自己的不完美，轻装上阵，向着未来更好的自己前行。

这繁杂的世界，本质上还是你一个人的世界，太阳朝升暮落，生活柴米油盐，风来听风，雨来观雨，学会放下，内心安然，便会一切安好！

跨越壁垒　医患共舞

从护理"萌新"到贴心"暖护"的成长之路

文/柴李娜（心胸外科）

在 8 月的盛夏溽热中，我经历了一件令我内心澎湃的事——参加了医院第一期叙事医学师资培养班。在为期两天的师资培养系列课程中，在杨晓霖教授渊博知识的熏陶与循循善诱下，我对自己从事护理工作以来的成长脉络有了更清晰的认知，对于职业未来的规划有了更笃定的愿景。

10 年前，我刚刚从学校毕业进入医院实习，那是一个同样燥热难耐的夏日，我和我的带教老师正在治疗室配药，护士站的呼叫器响了："21 床呼叫！21 床呼叫！"

老师接起电话："您好，请问您有什么需要帮助的？……好的。"接着她转身告诉我："21 床阿姨说这会儿可以输液了，你去给她输吧，可以吗？"

"好啊，没问题，就交给我吧！"我满怀信心地说。

随后我和老师两人完成核对配液，我便端起治疗盘来到 21 床阿姨的床边，对她道："阿姨您好！我准备给您输液，请问您叫什么名字？”

阿姨侧卧在病床上，眼皮抬了抬扫了我一眼，没有说话。我接着说：“让我看一下您的手腕带啊。”当我俯下身拉起阿姨的手准备查看腕带时，她猛然间将手抽了回去，瞪起双眼，凶巴巴地说：“你是实习生，能一针扎上不？我看还是直接让你老师来吧！免得给我一下扎两次！”

我抬起头看向阿姨，准备解释，但还没等我开口，她又用力挥舞着手大声说：“啊！你还瞪我你，赶紧换你老师来！”

我憋着一肚子委屈回到治疗室，一面在心里嘀咕着：静脉输液在我还没毕业的暑假时，就已经在我舅家诊所里见习过了，你的血管明明看着还可以，一针扎上本来就没问题……但那位患者阿姨根本连解释的机会都不给我，从一进门就以极不耐烦的神色和语气对待我，不要说输液操作了，仿佛我出现在她面前，一举手一投足都是错。这让原本兴冲冲而来的我顿时胸口升起一团郁结之气，憋得半天透不上气来。

一直到中午，带教老师喊我去吃饭，我还是觉得心里不畅快，没有半点食欲。老师看我闷闷不乐的样子，说：“怎么了，还在为上午那件事难过啊？哎呀，小事啦，谁都经历过这种事，这没什么，不是你的错，饭还是要吃的啊。”其他老师也安慰我道：“21床那个阿姨啊，在科室一直都那样，特别难说话，住院时间长了，不好的情绪都给了我们护士。”

老师们这样一说，让我心里感到好受一点了，心想：原来她对每个人都一样啊！并不是特别针对我。可能就是因为我还是一名实习生，实践操作没得到患者的信任吧！我看着老师们胸前戴着的红艳艳的正式胸牌，当时内心感觉特别向往，有朝一日，我一定也会成为一名让患者信赖的护士。

第二天上班后，我跟随老师进行当日的大输液，来到21床阿姨所在病房的门口时，我对老师说：“这个病房的液体都让我来扎吧。"老师明白了我的用意，肯定地笑着说："好！我会在旁边看着你，不用担心。"

我们推着治疗车进入病房，先来到20床奶奶身边，顺利完成输液，接着我就来到21床阿姨身边，向她说："阿姨，我来为你输液，可以吗？"也许是阿姨今天心情不错，也许是看到我为旁边奶奶顺利地扎上针，这次她没再说什么，点点头。我为阿姨输上液体后，她终于露出笑意："咦，这姑娘扎针一点都不疼，一下就扎上了，挺好的。"

那一刻，我终于感觉胸中郁结的块垒彻底消散殆尽，畅快极了。

转眼间，我在护理工作的岗位上已经10年了，从一个萌新成长为一名沉稳干练的骨干护士，也带了许多的实习生，我也像我的老师一样，总是鼓励她们，多给她们实践的机会，看着她们，仿佛看见当年的自己：也许是一件小事，就极大地挫伤对职业的信心，但一点小小的鼓励，也能让自己重新振奋起来。

而我在工作中也不是处处都顺利，被误解、被质疑的情况仍然时有发生。那天，科室来了一位70多岁的男性患者，一米七几的个头，身形看上去高大壮实。老人是肺癌，这次来是首次化疗，由我担任他的责任护士。

我按照医嘱为老人输上营养支持的液体，随后在护士站忙其他工作。可能是输液速度没有控制好，没过一会儿老人便按铃说液体输完了，可这时医生为老人开的化疗药还没取回来，我就回复他说："您先把液体关一下，等下我就来。"

这边我一面催促外勤班护士尽快取药回来，一面和其他同事商量着说，另一床用的药和老人一样，要不先借用一下，取回来药再补回去。紧赶慢赶，加好药我跑到老人床边时，他还是等得不耐烦了，暴躁地吼道："按铃按了半个小时！你们是睡着了吗?！"

我赶紧小心翼翼地解释道："医生给您开新药了，药没来得及取回来，我还是借了别人的药加上给您先用。"

"拿别人的药加了？药给我加对着没？你能不能干？信不信我把你告到院长那里去！"又是一连串的咆哮扑面而来。

我心里明白他这是第一次接受化疗，内心对化疗还是有些抗拒，就不再多说什么，等他情绪稍微平复一点再继续接下来的治疗。

趁工作不忙的时候，我和老人的老伴聊起他的病情，奶奶告诉我说："老头啊，以前身体可结实着呢！活了大半辈子了，想不到查出了肺癌。儿子本来想瞒着他的，也没瞒住，老头心里接受不了啊，再加上这次开始要化疗，他心里烦躁，就对你们发脾气了，别往心里去啊。"

"奶奶，没事的，大爷心里不好受，发发脾气也许能痛快一点，我能理解的。"

第二天，我上夜班，接班时，老人的液体还没有输完，预计还得 4 个小时左右。我问道："大爷，晚上家里谁在这陪您呀？"老人告诉我说老伴白天在医院待了一天，身体也不好就让回去休息了，儿子工作忙在外出差。

"大爷，您晚上要有什么事或者想上厕所了就按铃，我过来帮您。"

"不用，不用，那多麻烦的，我一个人上厕所可以的，你不用操心。"

"您年纪大了，还输着液体，一个人不安全的。我不怕麻烦，您如果不按铃，待在护士站我心里也不踏实呀。"

听我这样说，大爷说："姑娘啊，我知道了，你放心去忙吧！"

这一夜，大爷按了好几次铃，我也就来来回回从护士站到病房为他拿尿壶，再到卫生间倒掉。一直到上午 6 点，液体终于输

跨越壁垒　医患共舞

完了，我开始做晨间护理和早上的治疗，奶奶也提着早饭来到病房。大爷一见着奶奶便说："昨晚，真是麻烦小柴护士了，光往我这儿就跑了好几趟，我要去上厕所她不放心，每次都专门过来给我拿尿壶，护士娃们都好得很，夜班不容易……"

那个夜班虽然挺累的，但我心里却暖暖的，反而有些感谢大爷给我带来的"麻烦"，至少只要他肯"麻烦"我们，住院期间他就更安全，也让我心里觉得很踏实。

我带的实习生曾经和我说起过："老师，我觉得好多患者好难说话啊，我都不想干这一行了。"我告诉她："我实习那会儿也是呢！经常得不到患者的认可与理解，心里特委屈呢！但坚持了这么长时间，好多事情我也想明白了，有的患者不光是身体上不舒服，可能也有其他的糟心事，心情不好，就显得特别难说话。我们多站到患者的角度去想想，尽量倾听他们的心声，就算我们帮不了多大忙，他们也能感受到我们的善意，沟通起来就没有那么难了。"

回头想想，护理工作是繁忙的，也是枯燥的，如果只是单纯地处理医嘱、做治疗，那么患者得到的只有疾病的治愈，感受不到温度。当我们将叙事医学人文理念贯穿于护理工作，就能与患者产生情感上的共鸣，达到"超然的关怀"，在此过程中我们也完成了自我心灵的疗愈。

打败"小怪兽"之旅

文/张庆林（手术室）

    手术室是医疗领域中一处严肃而神圣的地方。这里是生命和希望的交汇点，同时也充斥着各种医疗设备和机器报警声，还有各种各样琳琅满目的手术器械。然而，在冰冷的金属托盘、空气中溢出的药物气味和急促而严肃的操作氛围之中，这里却每天上演着一幕幕特殊的爱的故事。

    与往常一样，我早早就来到了手术间，准备好今天的手术物品。通过术前访视，我已知晓今天的第一台手术是小儿双侧扁桃体腺样体切除手术。作为一名经验丰富的护士，我深知小患者们面对陌生环境时的恐惧和不安感。同时，作为一名母亲，我也可以理解患儿家属内心的焦灼与担忧。我知道我们的责任不仅仅是提供专业的医疗护理，更重要的是给予患儿及其家属温暖、关怀和安全感。

    在患者出入口，我看到了依偎在妈妈怀里的小江。小江看到我，赶忙把头埋进妈妈怀里，低声说："妈妈，我害怕。"泪水在他的眼眶里打转。看着眼泪汪汪的小江，我弯下腰小心翼翼地问："小朋友，你叫什么名字啊？刚刚你在跟妈妈做什么游戏，可不可以让阿姨和你一起玩?"在妈妈的鼓励下，小江抬起头，哽咽答道:"我叫小江，刚刚在给妈妈唱歌。阿姨，你是要给我打针吗?我不要，我害怕!"他的声音充满无助和恐惧。

我立刻安抚道:"阿姨不给小江打针，阿姨要带小江去个神秘的地方，把小江身体里的'小怪兽'打败。那里还有好多玩具，可以看动画片，还可以玩游戏。"小江被我的描述打动，眼神不再那么戒备，乖乖点头表示愿意和我一起进手术室。

我从小江妈妈手中接过孩子，轻声对她说:"放心吧，一切交给我们。"他妈妈说:"我本来还担心孩子不配合，有你在，我就放心了，谢谢你!"

进入手术室，冰冷的大门将小江与家人隔离开来。陌生的环境、陌生的面孔，加之看到我手中的留置针，小江顿时又紧张起来。他小声问:"阿姨，是不是要给我打针?"我回答道:"别害怕，我们是勇敢的小男子汉哦。等下我们这里技术最好的阿姨来给你扎针，那个阿姨扎针就像小蚂蚁叮一下，不会疼的。"小江怀疑地看着我。

很快针扎好了，小江并没有哭闹。我竖起大拇指夸赞道:"你好棒，好勇敢呀，相信我们也可以一起打败你身体里的'小怪兽'。现在阿姨要奖励你'勇士徽章'和'魔法戒指'。"小江期待地点了点头。我拿出三个"勇士徽章"(电极片)给小江轻轻贴在胸前，同时也把"魔法戒指"(氧饱和探头)给小江夹在手指上。小江高兴地说:"谢谢阿姨，我很喜欢。"

可是麻醉核查时，小江又变卦了，哭闹着:"我要妈妈，我要妈妈。"我抱着他轻轻安抚:"好的，好的，阿姨答应你，一会儿去找妈妈，但你得答应阿姨，和我们一起把身体里的'小怪兽'打败，就可以见到妈妈了，好不好呀?"我与小江约定，等他醒来后，我会送他一个奥特曼玩具。他半信半疑地问:"是真的吗?"我说:"是的，只要你好好吹这个小气球，就可以快快地见到妈妈了。"他鼓着腮帮子大口大口吹起小气球，我在旁边竖着大拇指鼓励他。随着麻醉药物缓缓进入身体，不一会小江就进入了沉沉的梦乡……

术前准备很充分，手术过程中我们也丝毫不敢松懈。麻醉医生关注着孩子生命体征的变化；我密切关注手术进程，及时准确地供应手术台上所需的物品。在麻醉医生、手术护士、手术医生的紧密配合下，手术进行得非常顺利。小江全麻苏醒后，吃力地睁开双眼，我第一时间来到他身边，握住他的小手，同时也把一个奥特曼的玩具交给他。我希望在这个陌生的环境里他能第一眼看到熟悉的面孔，希望他不害怕，希望我所熟悉的环境不会给他带来任何的童年阴影。

术后第二天，我去了小江的病房，发现他恢复得非常好。他面色红润，眼神清澈而充满活力。我走进房间，微笑着向他问好："早上好！你的手术非常成功，恢复得很好呢！"他微笑了一下，点点头。小江说，做手术虽然挺害怕的，但是他努力保持勇敢，想着之前我们的约定，希望尽快恢复好，见到妈妈。

我鼓励他说："你真是个小勇士！你的勇气可以战胜一切困难。相信你会早日出院，回到自己温暖的家里。"小江的微笑和坚定的目光，令我感到一些满足和骄傲。我的陪伴和鼓励对他的康复起到了积极影响，帮助他积极面对手术和恢复的困难，以乐观的心态向前迈进。

手术室对患者来说，是一个完全陌生的地方，冰冷的环境、紧张的氛围、一个个匆忙而又神秘的身影，都会使患者焦虑、惶恐，尤其是小朋友。虽然器械是冰冷的，但一双双温暖的手、一句句真挚的话语，又能温暖患者的心，能让他们暂时忘记对手术的恐惧，让这痛苦的经历变成一次顺利的旅程。

跟随信仰的力量，唤醒遗失世界里的温情

文／胡芳芳（泌尿外科）

夏天的风，掺杂着秋日将至的雨水，摇动着窗外的玉兰。我像往常一样正在上班，突然一阵叫骂声、哭喊声、骚动声传到护士站。来不及多想，我赶忙放下手里的事情跑到病房。

只见王大爷异常烦躁地在床上拼命挣扎，他的儿子站在床头用力按着他的头和肩。一名护士拉着他的左胳膊进行静脉穿刺。由于王大爷极度不配合，穿刺半天都不能成功。王大爷含糊不清地喊着："耶稣，耶稣……"还试图张嘴去咬按住他的那只手。

他的儿子生气了，大声地斥责他。但王大爷并没有因此而收敛，反而挣扎得更加厉害。只见他的右手急切地向空中挥舞，似乎试图要拿到什么东西，嘴里含糊不清地说着"耶稣圣像保佑"。我朝着他右臂挥动的方向看去，吊塔上挂着一个铜制的小像，就顺手摘了下来。不料王大爷突然异常激动地"噔"一下坐起来，两眼恶狠狠地瞪着我，吓得我一哆嗦赶忙问道："大爷，你是想要这个吗？"话音刚落，我手里的小像"嗖"一下就被王大爷抢走了。王大爷紧紧握着小像，瞬间安静了不少，但他的双手怎么都不肯

松开，根本没办法配合治疗。

王大爷伸开右手，五指并拢，以中指点额头、前胸、左肩窝、右肩窝，然后双手合十握着耶稣圣像，嘴里默念："主耶稣基督，我感谢你，我愿意……阿门。"我听不清中间的喃喃话语，但从他的神态举止里感受到了他的虔诚。

隔了一会儿，我问王大爷："大爷，您想和我聊聊耶稣吗？"

"我实在告诉你，人若不是重生，就不能进上面的国。"

"可是人是会老的，怎么会重生呢？"

王大爷笑着说："风随着意思吹，你听见风的响声，却不晓得是从哪里来，往哪里去，人亦是如此。"

这番话听得我稀里糊涂，问："耶稣真的会保佑我们吗？"

"我把自己奉献给天父，祈求天父赐给我战胜病魔的勇气和信心"。

……

信仰基督是个人选择，虽然唯物主义的我并不相信什么救世主，但理应尊重他人的信仰。

我耐心听着王大爷诉说，他仿佛被打开了话匣子，滔滔不绝地讲述着，一点都不像一个生病的患者，倒仿佛是一位满怀热情传经布道的教士。

趁着王大爷兴致勃勃的当口，我切入主题："大爷，我们这会儿可以开始今天的治疗吗？"

"干什么？"

"咱们要输液呢，你怕疼吗？"

"死都不怕，还怕疼？暴风雨尽管来吧。"

我们赶紧抓住时机顺利完成了接下来的治疗。

王大爷患有阿尔茨海默症，他的世界混沌不清，因此常常不分白天黑夜地拍打床护栏。有一次，王大爷闹得特别凶，一边拍打护栏一边不断嚷嚷要回家，我们几个护士轮番劝他，但他根本听不进去，不但嘴里骂着人还试图伸手打我们。

眼看闹得不可开交，我灵机一动问道："王大爷，您相信耶稣吗？"

他怔了一下，似乎嗅到了一股不一样的气息。

"当然了，信耶稣的人得永生，不信耶稣的人得不着永生。"

我发现，每次只要和王大爷聊起有关耶稣的话题，他就能乖乖配合治疗，仿佛得到了耶稣的指引，像个乖孩子一样安静听话。

这天，我注意到王大爷头发太长，打算给他理个发。果不其然，我的举动又遭到他一通谩骂，王大爷完全不让我靠近他。于是我故技重施："大爷，您的耶稣圣像呢？"王大爷像小孩子一样紧紧抓住圣像，嘴里默念："耶稣保佑……"

"大爷，您给我讲讲耶稣的故事可以吗？"

"不可以对救世主不敬。"王大爷严肃地警告。

我意识到自己说错，连忙改口："大爷，那您给我们讲讲救世主的故事。"

王大爷侃侃而谈："神因着他的怜悯与慈爱……"

秋风送爽，微风拂面，阳光洒入病区长廊，王大爷平静地跟我讲述着，而我化身为理发师为他细心修剪着头发，这一幕既温馨又和谐。我们总是期待着那一束束温暖的阳光，唤醒内心深处的温情和希望，希望我就是进入王大爷遗失世界里的那一束阳光。

遇到阿尔茨海默病的患者，我们往往更多关注的是患者的安全，常常会因为交流困难而感到束手无策。当我们在耐心倾听中理解了他内心真正的需求，或许就能得到走进他内心世界的那把钥匙。

孩子不怕，护士阿姨在

文/刘倩（儿科）

再寻常不过的一个午后，病房显得有些安静。正在巡视病房的我，无意中听见围帘后面传来阵阵抽泣声。我顺着声音来到了床边，轻轻掀开围帘，这不就是昨天收治的疑似眼-口-生殖器综合征的患儿吗？症状更重了！满脸通红、结膜充血、嘴唇皲裂、红肿……坐在床尾的孩子爸爸双手深深插进蓬乱的头发里，面无表情；孩子妈妈眼泡肿胀、满脸疲惫地低头啜泣……我的心揪了起来。这种病急性期每咽口唾沫口腔的疼痛都犹如针扎火燎般，加上疾病的未知和不确定性的复发，对孩子和家长来说，每分钟都是煎熬。

"怎么办？娃太疼了，刚喝了一小口水，两分钟不到疼得汗水、泪水湿掉了半个枕头。"孩子妈妈急切地看向我，边抹眼泪边说，"本来还以为是普通的感冒发烧，可谁知道……"我看到了孩子期盼的眼神，他太疼了，已经发不出声音了，泪珠一滴一滴从脸庞滑落到枕边。10岁的他对疾病似懂非懂，用笔在纸上写着："阿姨，我是不是快死了？"他渴望护士阿姨此刻化身超人，能够帮他"降魔除怪"！我慢慢地俯下身，握着他的手，在他耳边轻轻说："孩子，别怕，你就是发烧时间太长了，嘴巴烧得起疱了，医生和护士阿姨会有办法治好你的。不怕，阿姨知道你一定是个勇敢坚强的小学生。"孩子轻轻点了点头，非常配合地完成了口腔利多卡因纱条的更换，麻药暂时缓解了他的疼痛，渐渐地，他睡着了。

身为两个孩子的妈妈，我很理解此刻家长内心的焦虑、担忧、着急、无助。我让他们随我到办公室，给二线医生汪宇老师说了情况，我们一同对家长进行心理疏导，鼓励他们用理性的情绪给孩子传递信心！

我轻声说："孩子妈妈，我非常理解您的心情，但下次我们不可以当着孩子的面讨论病情、哭泣，这样会吓着孩子。"妈妈哽咽着告诉我，原来，下午医院一上班，主管医生便告知她，根据所表现出来的症状，孩子所患疾病很可能就是眼-口-生殖器综合征，而且这种病较为罕见且易复发……孩子爸爸眉头紧锁，难过地说："本来还以为是普通的感冒，可谁知道……唉，孩子到现在烧了有10天了，今天已经是住院的第3天，不但没有好转，而且还越来越重，口腔、嘴唇、舌面都是溃疡，生殖器、肛周也相继出现溃疡。今天告知我们可能是这个病，这个病这么少见，也不知道能不能治好……就算这次治好，以后还会再复发。眼睁睁看着孩子疼得不吃不喝，排尿困难，我这心里真不是滋味儿！"

经过慢慢诉说，我和汪宇医生又通俗易懂地讲解了疾病的相关知识和目前的诊疗方案，家长情绪平缓了很多。经过开导，家长表示："孩子交给你们我放心，我们一定配合治疗、护理"。

由于患儿病情特殊，我们腾出了一间独立病房，给予其局部止痛、静脉营养、免疫球蛋白支持、激素、心电监护、监测出入量等。为减轻口腔疼痛，我们专门冷藏了冰牛奶给他喝，这样既能缓解疼痛，还能补充蛋白质帮助伤口愈合。可是问题来了，因为吞咽疼痛，妈妈根本一滴奶都喂不进去。我来到床边鼓励孩子说:"宝贝,你是一个很勇敢、很坚强的男子汉,阿姨明白你嘴巴很疼,但是这个牛奶是冰的,咱们试一下,阿姨慢慢喂你,如果疼,阿姨就停下来,好吗?"孩子眼睛眨巴了好一会,点了点头。他费了九牛二虎之力,糜烂的口唇微微张开了一条缝,我顺着他嘴角用注射器缓慢将牛奶推进去,从起初1毫升、2毫升,直到他可以自己大胆地吞咽。

每一天的口腔创面护理,每一次的尿道冲洗、换药,都离不开精心、细致的护理与耐心的鼓励。关爱的眼神、温柔的呵护、耐心的鼓励,孩子感受到了我们医护人员的温暖与关爱,精神状态也逐渐好了起来,积极配合治疗,有时结束了还会调皮地冲我眨眨眼睛。父母悬着的心终于放了下来,脸上也渐渐多了些笑容。看着孩子逐渐康复,我们都由衷高兴。

出院那天,我为孩子做最后一次检查,他悄悄地贴近我耳边说:"刘倩阿姨,我马上就要出院了,我送给你一个礼物。"原来是一幅描绘我工作情景的画!看着孩子灿烂的笑脸,我的心头涌上阵阵暖流……

如果说生病是患儿在漆黑迷茫的夜路上独自行走,那么,我们就是他夜路上的"守护人",陪伴他们,帮助他们。走进患儿心里,聆听心声,理解他们的感受,我想,这应该就是对护理温度最好的诠释。

治"晕"之路虽曲折，叙事为伴行则至

文/高翠（耳鼻喉科）

周一清晨交班，我走进病房向周末新收住组内的患者打招呼，做自我介绍。"陈大姐您好，我是您的责任护士高翠，以后由我负责您住院期间的治疗和护理，您有什么问题都可以找我。"

陈大姐表情凝重，看着我点了点头，没有言语。

我忙着要去准备做治疗，简单介绍后便没有多寒暄，在心里暗暗记住这位大姐，打算等治疗间隙再来沟通。

下午，一天的治疗护理告一段落，我便去病房看看患者。陈大姐一个人坐在走廊椅子上，默默看着窗外发呆。

我轻轻走过去，手抚在大姐的肩膀上问道："陈大姐，我们可以聊一聊吗？"

陈大姐皱皱眉头："聊什么？"

"我看您不太开心，所以想问问，看看有什么能帮到您。"我明显感觉到她的情绪很低落，不太愿意交流。

我最近一直在坚持叙事护理的学习，就想着用叙事的方法和陈大姐聊一聊，便对她说："大姐，我们先回病房吧，窗户边有风，小心着凉感冒哦。"

我搀扶陈大姐回到病房半靠在床上，询问："您感觉这个位置可以吗？"

大姐紧绷的肩膀渐渐放松，皱着的眉头也舒展开来，开口说："这样比平躺着好多了。高护士，这晕的病折磨我好久了，西安的几家大医院我都去过，但是治疗效果都不理想，时好时坏，也不知道到底是什么原因。来你们医院也是听朋友介绍，死马权当活马医吧。"

"我听您说话这么有条理，您是从事什么工作的呀？"

"我是小学老师，教数学，还是班主任，平时工作特别忙。"

"大姐原来是老师呀，那我要喊您陈老师了。我很羡慕老师这个职业，但当老师确实辛苦，小学的班主任更是不好当呀！我真佩服您。您朋友推荐来我们医院是对的，我们科这些年一直研究眩晕治疗和康复，我们的眩晕实验室治疗了很多复杂的眩晕病例，效果都不错呢。您将自己的情况详细告诉管床医生，只需要好好配合治疗，不用太担心。"

经过检查，陈老师的眩晕确诊为耳石症。经过两天的专科治疗，她的情绪也好多了，遇到我会主动地打招呼。

陈老师住院第三天，我问她："陈老师，您现在感觉怎么样？我看您精神状态没昨天好，是哪里不舒服吗？"

"高护士，是这样的，我有慢性胃炎，平时工作忙饮食也不规律，这两天老觉着胃里不舒服，加上晕，就有点担心。"

"陈老师，我把您的情况告诉医生，咱们请消化科医生来看看，有专科医生指导治疗方案，您放心，问题一定能解决。"

"还有啊，高护士，我的睡眠很轻，稍微有点动静就会醒，这两天也没休息好。"

"那我给科室交班都说一下，晚上尽量不给您房间收新入院患者。再就是我教您的改善睡眠的方法，您可以试一试。"

"那行，今晚我就试一试你的办法。谢谢你啊，高护士。"

几天的专科治疗后，陈老师的眩晕如我们所愿得到很大改善，睡眠和饮食情况也明显好转，她看上去心情好多了。

住院第四天，只见陈老师又愁眉苦脸地对我说："高护士，我不想坐那个太空椅了！前天都感觉好多了，睡起来感觉也挺好。可昨天坐了以后，不光又晕了，还恶心呕吐，太难受了。"

"陈老师，您前面两次坐了太空椅后眩晕好多了是吧，昨天出现晕吐是因为耳石的大小和位置不同。这是您'黎明前的黑暗'，再坚持坚持就好了。还有就是，您去治疗前尽量少进食，可以缓解不舒服。您坐太空椅只要感到不舒服就告诉治疗室的老师。他们在治疗过程中一直陪着您呢。您看这样行不？"

"好吧，高护士，我就再听你一次。"

陈老师症状反复的小插曲过去后，她的情况果然越来越好，还时不时会和其他患者谈起"黎明前的黑暗"，鼓励他们坚持配合治疗。

住院第七天，陈老师一见到我就紧张地说："哎呀高护士，前两天我都彻底不晕了，可今天早上起来又感觉到晕了。是不是这两天学校的事情有点多，我对现在要求的线上教学也不太熟悉，费的功夫就多，太累了的原因？"

"陈老师，耳石'回家的路'曲折蜿蜒，治疗期间可能会反复。我们现在的治疗就像爬山，已经快要到山顶了，只要继续坚持，就能取得最后的胜利。我们现在的任务就是安心治病，争取这场疾病战争的胜利。"

陈老师笑了："好的，高护士，你这比方真形象，我听明白了，道路是曲折的，前途是光明的嘛。每次我遇到问题，你不是简单地说去找医生，而是耐心解释前因后果，告诉我该怎么办，让我心里很踏实，谢谢你啊。"

一个疗程结束后，陈老师的眩晕控制得很好，我很高兴能在她治疗中用叙事的方法帮到她。其实反思她的整个治疗过程，还是有很多不尽如人意的地方，但是在交流中，我也更加感同身受理解了特鲁多医生的名言——有时去治愈，常常去帮助，总是去安慰！

十年护理职业生涯，我对这个职业有了更深的认识

文/柴李娜（心胸外科）

　　透蓝的天空悬着火球般的太阳，云彩好似被太阳烧化了，消失得无影无踪。西安的 7 月炎热无比，本来孕晚期的我行动起来就略显笨拙，加上戴着口罩总感觉有那么一丝透不过气，不过每当准备给患者做治疗走在病房的楼道时，总有一些温暖的话语溜进我的耳朵。

　　"丫头，慢一点，你这会儿可是两个人呀，干活别太着急了。"一个 60 来岁的阿姨嘱咐道。

　　"看娃们也挺辛苦的，这么大肚子还在上班，不容易啊!"一个中年男家属说。

　　也许正是患者及家属这些暖心的话语，让我一点也不觉得累了。

　　有一件事让我记忆犹新。一天午饭后，刚巡视完病房的我正在护士站电脑前录入护理记录单，34 床患者的家属来到护士站对我说："柴护士，我妈说，让你过去一下。"

　　我立刻问："是奶奶不舒服了吗?"34 床是个老年患者，平日

里我都直接叫她奶奶。

"没有不舒服，就是说让你过去一下。"

"哦，好的，我忙完了就过去。"我回复道。

当我做完治疗回到护士站，那位叔叔又走到我旁边说："姑娘，忙完了吧？我妈让我叫你过去一下，我问啥事也不给我说。"

"好的，我这就过去。"

当我带着各种设想走到奶奶床旁时，发现奶奶并没有一点不舒服。她用颤颤巍巍的手从床头柜上拿出一个塑料袋，里面装着3个大苹果。奶奶的眼睛眯成一条缝，喉咙里还带有一丝痰鸣音，笑呵呵并小心翼翼地抚摸着我的肚子说："我儿子刚给我拿的，挺新鲜的，我怕你下班了或者明天又休假了找不到你，再留着就不新鲜了。"说着就往我手里塞。我连忙说："不用，奶奶，我柜子里也有，这些给您留着。"

旁边奶奶的孙子说道："我奶奶最喜欢小孩子了，看到你怀孕，她也跟着高兴。她刚还跟我爸说，你们这些小姑娘对她可好了，她在监护室那段时间多亏你们照顾，不怕脏、不怕累的，照顾得可细致了。"

记得奶奶入院那天，我在监护室上白班，快下班时，奶奶因胸部疼痛不适收入我科监护室，为了尽早排查心梗方面疾病，给予禁饮食。入院给予心电监护、吸氧、持续有创动脉血压监测及对症治疗后，奶奶的不适症状明显减轻。办完奶奶的入院手续后，我便下班回家了。

第二天一大早上班，主任查房时说，从目前的检查结果来看问题不大，可以少量流质饮食。于是，我们通知家属，让买一些奶奶平时喜欢吃的清淡食物送到监护室。我告诉奶奶："你可以吃东西了，已经让您姑娘给你买了。"可奶奶看上去并不太开心。当家属送来饭时，我又跟她说："奶奶，我把您扶起来吃饭。"奶奶摇头说："我不想吃，我再休息一会儿。我想出去，什么时候能转出去?""奶奶您稍等,我给您问一下您的主管医生。"了解完奶奶的病情后,医生说奶奶血压有些偏高,暂时在监护室比较安全,等血压稳定了就可以转入普通病房。我给奶奶转达了医生的意思,谁料她得知是因血压高不能出去,就开始不停地问她血压好些了没,我也一遍遍地回复着。后来,她见我们都比较忙,干脆就侧躺着一直紧盯着她的监护仪看血压。我发现后就安慰她说:"奶奶,血压高得慢慢降,您不用盯着监护仪看,您在监护室住着,有我们操心呢。快12点了,您看其他床的患者都开始吃饭了,我扶您起来吃饭吧!"奶奶还是一直摇头说:"先不吃,先放着。"我问她:"您是怎么了?没胃口还是哪不舒服?"奶奶摇了摇头说:"都没有。"她往监护室病房门口处看了一下,又问我什么时候可以转到病房去。

我发觉奶奶好像有什么顾虑,于是我拉着她的手说:"奶奶没事的,您现在在监护室住着,家属不能进来,您有什么事及时跟我们说,能解决的我们尽量帮您。"奶奶很为难地开口说:"我看我旁边的患者都带的尿管。我现在倒是可以吃饭了,可身上有监护仪,还有这个测血压的管子,我就害怕我上厕所不方便,而且我姑娘一个人在外面守着我不放心,她没地方休息,还要担心我。我还是不吃了吧!今天能转出去的话,等我出去了再吃。"

我没想到,奶奶不吃饭的原因竟是这个,便对她道:"奶奶,这个您就别顾虑了,您要上厕所,我们可以帮您放便盆。您要是再不习惯的话,监护室有独立卫生间,我们也可以暂时取下您身上的仪器搀扶您去卫生间。"奶奶说:"哎呀,快要转出去了,等出去了有我姑娘陪着,我再吃饭吧。"我瞟了一眼窗外。蔚蓝的天空上浮着几片云朵,奶奶也顺着我的眼神看了一眼窗外。接下来我又问:"奶奶,您是想姑娘了吗?"她说:"是呀,你们这里面不能探视,出去见到丫头了,我就自由了。"

于是,我抽空找到了奶奶的女儿聊了一会儿,得知奶奶虽然年龄很大，但平时她的身体素质特别好，生活都可以自理，轻易不麻烦别人，是一个很要强、各方面都挺讲究的一个人。我恍然大悟。于是，我决定通过手机视频，让奶奶的女儿给她说几句话，让她能安心地养病。视频后奶奶心情好了很多，我又紧跟着说："奶奶，您看您生病了，如果不好好吃饭，营养跟不上的话，您恢复得会很慢的。您要好好配合治疗，有什么需要您及时说，营养跟上了，您就能早一点转出监护室，这样就能尽早见到您姑娘了，您说对吗？"此刻，奶奶终于说："姑娘，那你帮我把饭拿过来吧。"奶奶愿意吃饭了，我也感到一丝欣慰。

记得毕业时，我刚步入护理这个行业，总会遇到不理解的患者及各种沟通困难的患者，令人手足无措。说实话，当时我不是很喜欢这份工作。如今我干了将近 10 年的护理，却越来越喜欢了，通过与患者的沟通，我重新认识了我的职业。

我们要做的就是把患者当作朋友、家人去对待，用心护理，用爱护理，将叙事医学人文理念贯穿到我们的临床护理工作中，与患者产生情感上的共鸣，达到"超然的关怀"。在此过程中，我们也完成了自我心灵的疗愈。

正如新叙事三部曲所说的："了解＋学习＋反思；顿悟＋改变＋行动；助人＋渡人＋渡己"。

他眼中的山川与海洋

文/席嫚（全科医学院）

　　"飞花"在粤语里是指飞落的雪花。我喜欢雪，喜欢它的纯洁，喜欢它的冰凉。"绵绵头上飞花，散聚了无牵挂……"这是香港作词家陈少琪写的歌词。我从没想到，因为这首歌让我和一个素昧平生的人产生一次难忘的相遇。

　　往年的 12 月早已下了好几场大雪，但是今年，雪似乎来得更晚了一些。

　　我是一名全科医学专业的规培生，通过不断的学习来提升自己的业务能力是现在最重要的事情，这个月是我们社区实践的阶段。和往常一样，我走在去往社区医院的路上。刚出地铁口，天空中突然飘起了零星小雪，我一路哼唱着"绵绵头上飞花，散聚了无牵挂……"到医院门口时，我听见身后有人轻轻地说了声："现在还有年轻孩子喜欢这首歌啊。"我不由顿住了脚步向后看去，进入我视线范围的，是一位穿着绿色军大衣、戴着墨镜的老年男性，身旁的老伴正小心翼翼地搀扶着他说："你别多管了，当心脚下，慢点，别滑着了。"因为要赶着去上班，我并没有过多地去留意，匆匆转过身向诊室走去。

这周我跟在全科诊室张老师的身边，今天轮到我们给社区居民做健康查体。换好白大褂之后，我来到健康小屋，准备开始给居民登记信息。因为下雪，来的人不是很多，不一会儿居民的信息便录入完成，在送大家去做抽血化验和其他检查后，我拿起杯子准备去接水。这时，有一对老夫妻慢慢悠悠地走进了诊室。我抬头一看，咦？这不是我刚刚在门口遇见的那对夫妻吗？"姑娘，不好意思，我们来晚了，你先去接水吧，我们在这等一会儿。"大妈说着就搀扶着老伴坐在了椅子上。"没事，没事，来，把身份证给我吧，我先给你们打导引单。"当我把导引单递到大妈手上的时候，透过诊室微弱的灯光，我才注意到大爷黑色墨镜下紧闭的双眼。原来这位大爷双目失明，已经看不到这个五彩缤纷的世界了。当时我并没有多想，默默看着他们出了诊室。

时间接近晌午，大家基本做完了检查，陆续离开了。我往过道的尽头望去，发现那个大爷一个人坐在长椅上。我轻轻地走过去问："大爷，需要帮忙吗？还有哪些项目没做呀？"他默默地坐着并没有回答我。隔了好长时间，我又再次开口："有什么我可以帮您的吗？"可能是惊讶于这么长时间我并没有转身离去，他慢慢地抬起了头——一张干净整洁的脸庞，丝毫没有因失明显得邋遢。他轻声细语地对我说："没事，老伴去送尿标本了，还剩一个心电图就完了，我稍微等一会儿。""那您跟我走吧，我带您去做心电图。"他并没有动身，仍旧静静地坐在那里。我弯下腰，当我双手扶上他胳膊那一刻，我明显感觉到他有一丝诧异。我慢慢搀扶起他，并说："来，没事，您跟着我走，我扶着您。"他才慢慢起身。

等我们做完检查，大妈回来了，她看见我扶着大爷，连忙对我道谢："姑娘，谢谢你，他一个人不方便，我说让他等一会儿就好了，怎么还麻烦到你了，真是不好意思。"我连连说道："没事，没事，刚好这会儿我也没什么事，就扶着大爷去把心电图做

跨越壁垒　医患共舞

了。"我接过大妈手上的导引单，又道："好了，该做的项目都已经做完了，你们可以先回去吃饭，等到下午来拿报告就行。""好的，姑娘，谢谢你，真是太感谢了。你也快去吃饭吧，麻烦你了。"阿姨连忙道谢。我看着他们转身离去的背影，心里突然想到，像这样生活不方便，子女不在身边的老人该有多少？看着他们越走越远，突然觉得心头涌上一丝凄苦。虽然大爷的眼睛看不见，但他从头到脚给人的感觉是精干立整的，干净的军大衣上没有一丝污垢，银白色的头发梳得整整齐齐；大妈同样也是一尘不染，整个人容光焕发，丝毫没有因为生活的不便而略显潦草。

吃过午饭后，我准备在诊室外的椅子上休息一会儿。拐过转角，我又再次看到了他们。我轻轻地坐在了大爷的身边，他似乎是感觉到旁边来人了，他稍微向大妈那边挪了挪位置。"姑娘，你中午没回去休息吗？"大妈先开了口。"距离宿舍有点远，吃完饭我也就过来了，一会儿就该上班啦。"大爷仿佛是认出了我的声音，微微紧缩的双腿慢慢地放松了下来。我开了口："大爷，今天早上我在医院门口听见您说怎么还会有年轻孩子喜欢粤语歌，我能冒昧地问一下，您平常也听粤语歌吗？"他突然转向我，似乎是意识到了我就是早上在医院门口遇见的那个人，异常惊喜地问我："哦？姑娘，原来是你呀。我年轻时可喜欢听粤语歌了。"说着就从他的口袋里掏出一个小小的盒子轻轻打开，里面装的是一个老年人专用随身听。"姑娘，来，你看，我可不喜欢听秦腔那些，我就喜欢听你们年轻人喜欢的各种流行歌曲，而且特别爱听粤语歌。"他说着向我靠近，打开了随身听让我看歌单，谭咏麟、张学友、李克勤……里面竟然有将近500首粤语歌！"真是巧了！大爷，我也超级喜欢听粤语歌，我觉得粤语的声调有一种特殊的魅力。""唉，想当年我可是看过谭咏麟演唱会的。"说着说着，他突然低下了头，"那还是在我能看见东西的时候。不过现在也挺好的，起码我还能听见他们的声音。"

我静静地注视着他，这时的他，跟我早上刚接触时仿佛完全不一样的两个人。早上的他有些许陌生，我能明显地感觉到他对我的疏离与防备。但现在，或许是因为发现我们有共同的爱好，我们是已经打过交道的"朋友"了。他开始跟我讲述他之前的生活。

　　原来他是因为得了葡萄膜炎，眼睛才看不见的。"刚开始我也没当回事，只觉得是眼睛劳累过度出现了流眼泪、看东西模糊这些情况。可是突然有一天，我一睁眼就发现我的世界变成了一片漆黑。我分不清黑与白了，看不见我阳台上养的那些花儿了……"大爷说着说着，我看到旁边坐着的大妈默默地擦了一下眼泪。大爷许是感觉到了这伤感的氛围，他立马又笑眯眯地说："但我还能听见呀，我还有我的随身听，我还能听见这个世界的欢声笑语，我已经很满足了。"说着，他紧紧握了握大妈的手。大妈轻轻抬起了头，露出了一丝微笑。

　　看着这个场景，我不难想象，这是一个多么坚强、乐观的人。此刻，我只想做一个聆听者。"大爷，你可以给我多讲讲以前的生活吗？"其实当时我并未多想这个问题是否合时宜，现在想来或许是有些冒昧了，但大爷却丝毫没有介意。"我给你说啊，我这半辈子去过的地方可多啦！"原来，大爷年轻的时候在青海当过兵，去过茶卡盐湖，见过昆仑山，游过青海湖。大爷还告诉我，他退役之后，因为对粤语文化的喜爱，专门去了广东，去了香港。我们俩之间像无话不谈的密友，他开始跟我敞开心扉，用他生动的语言给我介绍了香港的黄金大道、维多利亚港、狮子山，"……当年就是因为听过罗文演唱的《狮子山下》，再加上我当过兵，我对那种不屈不挠、奋发图强的狮子山精神就非常崇拜，刚到香港，我就去爬了狮子山。姑娘，你听过这首歌没？""听过听过，我还会唱呢，特别熟。"话音刚落，大爷就哼起了那熟悉的旋律："人生中有欢喜，难免亦常有泪……"我轻轻地跟着他哼唱，看着他脸上溢出的一丝笑容，由衷地感到开心。"姑娘，你粤语发音不错呀，看来是学过。""不不不，您的粤语才是真正的标准，我这都是三脚猫的功夫。"言语落下之际，大爷开心地笑了起来。大妈坐在旁边也欣慰地看着我，向我点点头。慢慢地，我们好像从陌生路人变成了许久不见但相谈甚欢的老友。

不知不觉到了上班的时间，给大爷拿了检查报告确认没有大的问题之后，我送他们走到了医院门口。大爷握着我的手，用他温和的话语对我说道："姑娘，今天真是谢谢你，我好久都没有这么开心过了，很久没有人和我这样聊聊天了。今天真的很开心。"听到这些话，我心里顿时暖洋洋的，这是我参加培训以来第一次感受到了强烈的认可。"我今天也很开心，回去的路上注意安全哦，期待我们下一次的相遇。"我向他们点点头，目送着他们走到下一个街口，背影慢慢消失在了人群中。

我在医院门口停留了许久。我想，刚开始大爷肯定也很难接受自己突然失明的这个情况，但是因为强大的心智和乐观的心态，他依然对生活充满了希望。虽然他再也看不见这个世界了，但他依然可以用双耳去聆听山河壮语，用双手去抚摸世界脊梁，用脚步去丈量大好河山。正如《狮子山下》歌词中表达的那样，大爷用坚持与乐观写下了自己的"不朽香江名句"，解开了心中的矛盾，对今后的生活仍然是笑意相迎、勇敢面对，无畏更无惧！

我特别感谢这一场奇妙的相遇。作为一名全科规培生，在这之前，对于怎样与患者交流和相处，我是陌生的，但是今天过后，我突然感觉一切并没有那么难，只要我用心，用爱去真诚地对待每一个人，换来的也会是他们的坦诚相待。我真诚地祝愿大爷今后的生活会越来越好。虽然在他的眼中早已没有了黑与白的界限，但是在他的心里，这个世界依然是五彩缤纷的，是他见过的碧绿青翠的青海湖、巍峨高拔的昆仑山、水天相接的茶卡盐湖……

真诚会开出信任的花

文/孙亚楠（全科医学院）

初次见他，是在神经内科二病区。那是我第一次来到神经内科轮转，病房里的光线柔和温暖，营造出舒适的氛围。

见到 52 床时，他正和隔壁床的大爷交流他治疗的心得，聊得不亦乐乎。看到我们来了，52 床的脸上立马洋溢出灿烂的笑容，骄傲地对柏老师说："看，柏大夫，我今天的腿又可以抬起一点点了，看我厉害吧，我有坚持康复训练，有积极配合治疗哦。"

看着他兴奋地表达自己的努力与成果，我们也都被他的积极开朗所感染。柏老师带着微笑对他说："不错不错呀，今天看起来是比昨天好了很多，继续加油，我们先来检查下你的劳动成果。"说罢，老师开始对他进行专业查体。

"伸舌左偏，舌肌萎缩，四肢肌肉萎缩，近端为著，双上肢近端肌力 4⁻ 级，远端及双手肌力 4⁺ 级，右下肢近端肌力 2 级，左下肢近端肌力 3 级……"当老师陈述 52 床的体征时，我才意识到：原来这个患者的病情比我想象的要严重很多，本以为是因常见病造成的肢体活动障碍，现在看来没这么简单。那他到底为什么会这么严重，究竟是得了啥病？为什么最简单的动作对他来说如此困难？他又是怎么做到"生活虐我千百遍，我待生活如初恋"的呢？

查房结束后，我带着一箩筐的疑问找到柏老师，问道："老师，我觉得咱们的 52 床好乐观哦，他的病情看起来已经很严重了，为什么他还能乐呵呵地和病友分享自己的治疗经验，很热情地向我们展示他的训练成果？"

柏老师转头看了我一眼，叹了口气说："他呀，只是看起来很乐观，其实他日子过得很艰难……"

柏老师讲完我才知道，虽然 52 床的患者才 50 岁，却已经是医院的老病号了。他因四肢无力反反复复入院已有 2 年多，最重的时候，双腿完全不能抬举，不但行走成了奢望，因为咽部肌肉无力，连吞咽都成了难事。那时病床就是他生活的方圆，吃喝拉撒都在床上。不断加重的病情让他四处求医，遗憾的是治疗效果并不显著。这让他十分焦灼、痛苦、低落，甚至一度也想过放弃，但他想到还有智力低下的哥哥需要照顾，又再次鼓起勇气来到神经内科。

初次在神经内科就诊时，他是被几位朋友簇拥着进入病房的，严格地说是被"架"着。那时他的双腿已经难以站立了。通过仔细的问诊、查体，柏老师认定他的病情绝对不简单，一张肌酸激酶 > 6000IU 的报告让这个担忧愈发真实，随后就是多项血检、磁共振、肌电图……最后肌肉活检让"多发性肌炎"的诊断拍案定论。谈到治疗，激素是首选，免疫抑制剂是其次。无论哪种，似乎都有"伤敌一千，自损八百"的嫌疑，然而不断下降的肌力让柏老师必须快速为 52 床治疗。

一场深刻、翔实、特殊的病情交谈被安排在一日午后，这是柏老师特地挑选的时间。那天她不值班，没有医疗任务，除了考虑不被打扰外，她还想多些时间尽量讲清楚这个病的来龙去脉。

与同其他患者和家属交流病情不同，因为没有家属，这次柏老师的交谈对象只能是 52 床本人。她尽量用轻松的话语、日常的词汇去解释。尽管 52 床佯装镇静，但柏老师还是感受到他的情绪波动，这是一种从期待到不解，从不解到怀疑，从怀疑到接受的变化。

最后他只提了一个问题："这个病会发展到什么程度？"柏老师迟疑了一下说："如果一直进展，肌力不断下降，肌肉不停萎缩，将会完全丧失活动能力，持续卧床，最后会因为呼吸肌和咽部肌群无力而……"

虽然柏老师声音很轻，语调很柔和，但这句话的重量无异于判了 52 床死缓。他沉默了一下，脸上闪过一瞬的忧伤表情，随即露出了招牌的笑容坚定地说："柏医生我相信你有办法。你放心，只要有机会，我一定积极配合，我放心不下我哥，他脑子不好，不能自理……"

似乎是被他的坚定感染，柏老师很快选定方案开始治疗。首先是激素，严格地说是长期大剂量激素治疗。虽然怀着对副作用的担心，他依然毫不犹豫接受。幸运的是，激素治疗的效果不错，52 床从下肢可以慢慢抬起，到坐起、站立，甚至可以缓慢行走，吞咽困难也减轻很多，激素的剂量也逐渐减少。

然而一年后，一场感冒打破了平衡。这次的感染加剧了他的免疫负担。不出意外，病情加重了，且比之前更重。虽然再次予以大剂量激素，但他的病情毫无起色。病床再次成了他生活的方圆。

在病床前照顾他的是一位临时护工，平日对他的照顾也算细心。可是，有天护工家里有事要离开，52 床父母已故，无子女配偶，唯一的哥哥也因智能低下无法照顾他，他的病情又比较重，吃喝拉撒及锻炼都依赖于他人的照顾，护工走了，这日后的治疗可该怎么办？我不禁暗暗为他担忧。

没等我担忧太久，第二天我就发现柏老师不仅考虑到了他的难处，也用实际行动帮助了他。她工作之余不时来看望他，做一些力所能及的事情，同时也叮嘱护士老师多多帮助他，还动员隔壁病房的陪护兼顾照顾他。这些实实在在的行动帮 52 床度过了最难熬的时光。

治疗方案上，为了改善疗效，柏老师不得已启动了免疫抑制剂治疗，这意味着更大的副作用。对此，他乐观地说道："柏医生，经过这么长时间的努力，我们还是要用'毒药'了呀！"

"对呀，我们计划开始以毒攻毒了，你害怕不？"

"这有啥怕的，都不在话下，有你们的帮助与鼓励，我才有好转的希望，也是因为有你们，我才有信心打赢这场仗……在这里我体验到了家的温暖。即使是毒药，我也愿意去试一试，我信你们！"

在那一瞬间，我们眼神相接，彼此的目光交汇；也是在那一瞬间，我看到了他的泪水在眼眶里不停地打滚，兜兜转转了好几个轮回，最终还是无法抑制地从眼角滑落。泪水伴随着颤抖的声音，哽咽中带有自内心涌起的感激之情，他的眼睛中闪烁着光芒，在太阳光的加持下更加闪耀动人。

所幸后来经过治疗，52 床的病情逐渐好转，他的整个脸庞经常浮现的是欢乐的表情，整个病房也常常洋溢着愉悦和欢乐的氛围……

再后来的一段时间里，52 床好像消失了，很久都没见到他了。经过询问，柏老师告诉我："他出院了，因为他目前没有能力支撑住院费用。但是他的锻炼和治疗方案不能停，所以我加了他的微信，帮助他回家后继续治疗。……他回去后日常生活比想象中的更为艰难，没人照顾，独自站立、起床都困难，吃喝拉撒也是问题。经过和社区工作者反馈沟通，现在不定期会有志愿者上门提供帮助……"

看到聊天记录里老师详细的回复、问候、安慰与鼓励，看到

52床从最初的坐立费劲需要人搀扶，到后期可以通过努力自己站立、做些简单的家务活，我由衷地为他感到开心，敬佩他经过坚持不懈的努力克服了困难。同时我也很敬佩我的柏老师，她实实在在地帮助了一位身陷困境的患者，带给了他新的生机与希望，同时她也获得了一份很宝贵的财富——患者的信任！

再次见到52床，是一个月后。他的表现比上一次更加乐观和自信，显得更有活力和动力。看到我们来查房，他依旧会露出洁白的牙齿，乐呵呵地向我们展示他的训练成果……

当我们以真诚的态度对待患者时，就是向他们传递了信任和善意的信息。用心倾听他们的需求和感受，展现出关心和理解。这种真诚的表达方式，就像是播种了信任的种子。随着时间的推移，我们的真诚行为和言辞会逐渐培育出信任之花。这朵花会在我们和他人的关系中绽放，散发出温馨、和谐和信任的芬芳。信任之花的开放，不仅是对我们与患者之间关系的肯定，也是对我们自己的肯定。而当我们与患者共同呵护信任之花时，它将茁壮成长，色彩更加绚烂。

生命的回响
坚韧的共鸣

小坚强的礼物

文/付惠玲（儿科教研室）

8月的一个下午，我正在门诊接诊患者。

"您好，孩子有什么不舒服吗？"我问。

"没什么不舒服的。"

"那您是想给孩子做做体检？"

"也不是。"

我顿时纳闷了，一个带着孩子的爸爸，既不是来给孩子看病的，也不是来体检的，那是来干吗的呢？毕竟医院不是游乐场呀！我好奇地打量着这位爸爸。他微笑着说："付大夫，你不认识我了？坚强，小坚强，记得不？"

我愣了好一会儿。"你是，你是小坚强的爸爸？当时因为妈妈分娩时出血抢救的那个小坚强？"我半信半疑地上下打量了一下这位爸爸，"对对对，是你，是你，我想起来了！呀，都有6年了吧？"

他哈哈大笑起来。"是的呀，付大夫，6年了。"他一边说着一边拉着一位扎着两个羊角辫的小女孩到我跟前，"你看，这就是小坚强，已经6岁了。"他拉过孩子对她说："来，快叫付阿姨。"

167

我顿时有点傻眼了，在我印象当中，小坚强还是个又瘦又苍白的新生儿。

"我们来过一次了，说您休假了，这不，在网上看您上门诊了，想赶在她上一年级之前来亲自谢谢您。"孩子爸爸又道。

我激动得半天说不出一句话，记忆顿时回到了 6 年前——

"新生儿病房吗？我是产科，现在产科手术间来了一位孕 9 月胎盘早剥大出血的孕妇，出血量非常大，胎心微弱，请赶快来！"接到电话，我们新生儿科 2 名医生、1 名护士立即组成抢救团队，提上抢救箱一路狂奔到产科手术间。

当我们气喘吁吁跑到手术间时，那里已经是一片忙乱：麻醉师正以最快的速度进行麻醉；产科手术医生正忙着术前紧急准备；产科主任一边向医务科汇报紧急情况，一边紧锣密鼓安排另外的产科医生、护士配合危重症医学科二线医生进行紧急止血、抗休克、紧急配血，并做好最坏的准备——剖宫产后止血若不理想，就立即切除子宫。新生儿团队到达后，立即争分夺秒进行新生儿复苏前准备。当时新生儿的胎心非常微弱，很有可能要进行濒死新生儿复苏，那可是一场硬仗。

情况不容我们多想，到达现场不到 2 分钟时间，孩子便经剖宫产娩出。听不到令人振奋的哭声，孩子全身苍白，没有呼吸，四肢无力，软得像面条。手术台上产科医生报告，胎盘大约 3/4 完全剥离，可见大量血凝块，出血量估计在 1000 毫升左右，仍有进行性出血。

这一幕，这一切指标，让我们非常清楚，孩子是因为胎盘早剥大出血，脐带供血突然减少引起的急性重度宫内窒息。由于出血量大，来院前已出血 2 小时，持续时间较长，孩子的情况不容乐观。

新生儿团队立即展开复苏抢救。"快，心跳微弱，立即气管插管、胸外按压、正压通气、脐静脉置管，心电监护，1∶10000

肾上腺素 3 毫升气管内给药，动作快，快，快!"在我的指挥下，新生儿团队默契娴熟地迅速展开抢救，可是 1 分钟、2 分钟、3 分钟、5 分钟、10 分钟，孩子心率仅仅上升到 20 次/分，仍然没有呼吸，没有哭声，全身苍白。

此时手术台上产妇的出血也没有得到有效控制，出血量仍然非常大，产科只能使出最后一招——切除子宫阻断出血。

妈妈面临切除子宫，孩子面临重度窒息，怎么办？我们团队对孩子进行濒死新生儿复苏的 15 分钟，孩子心率上升到 30 次/分，但仍然没有呼吸，没有反应。

我指示团队人员继续复苏抢救，我则来到家属会谈室以最快的方式向家属讲明孩子情况：由于孩子在宫内缺氧、缺血时间较长，经过 15 分钟高质量复苏抢救后，孩子心率、呼吸、反应恢复不是很理想，即便抢救成功，有可能有神经系统后遗症，希望家长知晓。

孩子爸爸一脸无奈和无助，一旁一对满头银发的老人颤颤巍巍地对我说："医生呀，我们是孩子的爷爷奶奶，求求你们啦，一定救救孩子，求求你们啦！妈妈已经没有子宫了，不可能再生育了，如果这个孩子没了，我们作为公公婆婆，不能因为以后想要个孙子孙女，去换个儿媳妇吧？对媳妇不公平，她也遭了大罪了。你们先不管预后，我们都能承受，先救活孩子，拜托了，我们老两口给你们跪下了，我们相信你们，拜托了!"说着老人就要跪下。

这是多么善良的一家人！我连忙扶起二位老人，说："你们这么坚定，我们一定尽百分之百的力!"

20 分钟过去了，孩子好像感应到了家人迫切的牵挂，心率慢慢升到了 80 次/分，慢慢有了微弱的呼吸，全身皮肤从苍白色转为微微红润了，同时发出弱弱的呻吟声。团队所有人员都欣喜若狂。待孩子生命体征稳定了些，我们立即将这个小生命转运到新

生命的回响　坚韧的共鸣

生儿病房进行复苏后治疗。

转运的短短几百米路途中，爸爸、爷爷、奶奶一直盯着孩子，一刻也不舍得离开。奶奶在孩子耳边念叨着："孩子，我们都给你起好小名了，叫小坚强，好不好？你一定要听阿姨们的话，一定要坚强，赶快好起来，到时奶奶、爷爷、爸爸、妈妈一起来接你，听到了吗？小坚强，听话哦。"

小坚强转到新生儿病房后，由于缺氧缺血时间较长，很快就出现了应激性溃疡、消化道出血、肺出血、凝血功能紊乱，没有办法做亚低温治疗保护脑细胞，只能积极给予高频振动呼吸机辅助通气，多种药物促进止血，维持血压、血糖、电解质酸碱平衡，保护各脏器功能等。她的情况非常危重，我们费了很大力气才阻断了肺出血和消化道出血，但生命体征仍然不稳定，随时有生命危险。为了随时观察孩子病情，调整呼吸机参数及用药情况，我和另一名二线医生决定轮流守着这个孩子，随时调整治疗。

就这样，我们在病房 24 小时轮流监护，孩子爸爸、爷爷、奶奶在病房外守着。"我们叫小坚强，她一定能挺过来的，她一定能像她妈妈一样勇敢，挺过来的。""坚强，爸爸、妈妈、爷爷、奶奶在这里等着你呢，加油喔，孩子，小坚强，听到了吗？"

24 小时、48 小时、96 小时……终于在出生后第 5 天，小坚强病情稳定了。呼吸机参数开始下调；到第 7 天，开始微量喂养。在家长的坚持和完全信任下，经历了足足 19 天的精心治疗及护理，我们的小坚强终于出院了。

出院当天，小坚强穿上了大红色的小棉袄，当我们将她递到爸爸手上时，真的感觉像是在郑重递交一个巨大的礼物一样。不仅孩子家人喜悦，我们全科医护人员就像过节一样，个个兴高采烈……

"阿姨，阿姨，我给你唱个儿歌吧！"一个稚嫩的声音打断了我的思绪。

"呀，这么漂亮的小公主，就是我们的小坚强呀！好呀，你给阿姨唱个什么儿歌？"

"小娃娃，甜嘴巴，喊妈妈，叫爸爸，叫得奶奶笑哈哈。"

"太棒啦，我们的小坚强这么厉害，真棒！"

……

作为儿科医生，能看到自己曾经救治的孩子，健康地长大了，这是一件多么幸福的事情！医者，救死扶伤本是责任，但看到这样的情景，仍然不禁感叹生命的可贵、信任的强大、幸福的不易、感恩的珍贵。

生命的回响　坚韧的共鸣

37℃的爱

文/余军玲（护理部）

37℃的爱，能给人全身心的温暖，是最自然舒服的爱。这个夏天因病需要手术，这是作为护士的我以患者的身份第三次进入手术室，而不同的是前两次是带着收获的喜悦——剖宫产进入，而这次则因疾病与疼痛进入。

熟睡中感受爱

曾经听说最孤独的事就是一个人躺在手术床上，冰冷的床，担忧的心情。然而一进入手术室后我就被亲爱的同事安置为最舒适最安全的手术体位，我能感受到他们对每位患者都是如此。紧接着听到一个同事说："余老师，您可以闭眼休息了，我们会一直陪着您，放心！"在麻醉药物的作用下我熟睡过去，当听到有人耳边呼叫我时，手术已顺利完成了，我被推入麻醉苏醒室。隐约感觉到我离开了手术室的低温环境，正在被复温，全身温暖舒适，唯独觉得左脚裸露，我想叫人帮忙但是感觉嘴唇发麻说话困难，突然一名护士从我床尾经过去护理另一名患者时，我瞬间感到我裸露的左脚被盖住了，那一刻细心的护士这一小小的温暖举动，使我深受感动。因为麻醉的原因我一直想睡觉，迷糊中，听到同在苏醒室的病友说疼，又听到护士们一直在安慰，并告诉她："你带着止疼泵，我现在帮你按键追加剂量，很快就能缓解。你不要紧张，我们一直都在你身边！"渐渐地，我便没有再听到痛苦声了。此刻，虽未完全清醒，但浮现在我脑海里的特鲁多医生的墓志铭"有时去治愈，常常去帮助，总是去安慰"久久挥之不去。手术室、麻醉苏醒室里我的同事让我和病友感受到舒适温暖的爱，让我感动不已。

病房里的关爱

主管医生术前谈话详细，为了让我更加清楚手术过程，画图、手势比画等方式轮番上阵，抚平了我心中因疾病而产生的焦虑，体现了医生对患者高度的责任心和专业性。术后主刀医生查房，仔细检查伤口，耐心交代注意事项，给予我莫大的信心。"你伤口感觉怎么样，还疼吗？有什么需要一定告诉我。"每日护士们暖暖的问候和专业的护理，令我并不感到伤口有多疼痛，因为同事对我的疼痛管理非常专业，同时还给了我很多心理上的安慰，让我身心得到舒适的体验……同事精湛的技术和如此之多的关爱让我动容。作为一名患者我是幸运的，我亲爱的同事给予了我最专业的呵护；而作为一名护士，我也意识到，今后在自己的工作中也要注意对患者细节处的照顾。

家人的疼爱

年迈的父母得知我需要手术，第一时间赶到医院。手术当晚父亲因为不放心，坚持和母亲一起陪伴照顾我。晚上爱人带着女儿和儿子来看我。上高中的女儿与我拥抱，心疼地问："妈妈，您疼吗？""不疼，宝贝儿。手术做得非常好，你放心！"我答。7岁的儿子则盯着监护仪屏幕好奇地问："妈妈，88是什么？""那是妈妈的心跳。""妈妈，那98是什么？""那是妈妈的指脉氧哦。"我认真回答儿子。"哇，好神奇呀，能看到妈妈的心跳和指脉氧了！"儿子高兴地说道。爱人问："感觉咋样？"我说："还好，就是感觉嘴唇甜甜的，会不会是麻药的作用？""估计是麻药把你麻傻了！"爱人打趣的话逗笑了一对儿女。我催促爱人带孩子回家写作业，他们走后，母亲说："我娃见了自己的家人，心里也高兴了，赶快休息吧！"看着耄耋之年的父母为我忙前忙后的身影，我既感动又心疼，但是父母却说："能照顾我娃我们多开心的，就是看到我娃受疼我们心疼。"任何时候，父母永远是我坚强的后盾。

圣保罗曾说："这个世界上，有三样东西对人类是最重要的，信、望、爱。"而对这三个字诠释得最好的地方，就是医院。作为患者，我信任治疗和护理我的每一位医生和护士，他们解除了我身体之痛，给予了我健康的最大希望，同时给予我最好最舒适的爱，让我心中满满的感动。我想再华丽的语言也无法表达我内心的触动。感恩医院！感恩领导与老师的关爱！感恩优秀的医护团队默默的付出！感恩家人的疼爱！感恩一切美好的遇见！被温暖、被关爱、被尊重、被治愈的我，感谢这个特殊的夏天！37℃的爱恰到好处！

骨伤病隙碎笔

文/任晓英（党委宣传科）

疾病是生命的阴面，是一重更麻烦的公民身份。每个降临世间的人都拥有双重公民身份，其一属于健康王国，另一则属于疾病王国。尽管我们都只乐于使用健康王国的护照，但或迟或早，至少会有那么一段时间，我们每个人都被迫承认我们也是另一王国的公民。

——《疾病的隐喻》

意外总是来得猝不及防，仓促到你没有足够的时间——无论是思想还是生活——做好准备。它就是这样蛮横、毫无商量地介入到生命中来，将一切搅乱。但同时，也强行按下在健康王国节奏紧张到将要踉跄的步伐的暂停键，让你转而将注意力关注到自己的身体，关注自身每一点细微的感受与需求。

那是一个周四的下午，不明白的是脚下怎样失去了平衡，只记得起身后便感到左臂的剧烈疼痛。并不觉撞击怎样强烈，判断可能肌肉韧带拉伤，但精神异常烦躁，面对同事的关切询问，失去了往日的耐心回应。

事后回想，还是对骨折的严重后果从内心深处避讳，一时之间坚决否认就这样被从健康王国陡然打入疾病王国。否认终究无济于扭转事实，经过一夜休息，疼痛依旧。烦躁的情绪稍微退去些，便也接受同事的殷切关问，在其陪同下开始了曲折复杂的就医。是的，即便是医院职工，也觉得每次就医都是一个无比烦琐的过程，身体的小问题一向是能回避就回避，能拖延就拖延。终究是疼到无法回避，但依然怀抱着初步检查后并无大碍的期盼。

心理的转折是在拍片室里透过大玻璃窗看到几位老师围着影像指指点点，便明白肯定是骨骼有了问题，明白再也不能否认，该做好准备面对接下来的一切。

随后的 CT 证实了创伤的严重程度。"你这肯定得手术。"骨科专家以毋庸置疑的口吻说。再也无话可说，头脑也异乎寻常地冷静下来，开始逐一联络约定手术的地点、时间，接着办理住院。

这个时候依然有着不切实际的乐观，和人力资源部的老师讨论是否申报工伤以及休假时，很确信地说不需要几个月的假期，术后很快就能上班，只要有右手就能工作。那个时候大约是没有考虑到创伤与手术对身体与精神状态的打击，仿佛左臂是一个独立于身体的存在，只要修复好便万事大吉。

也是因为急于从疾病王国回归健康王国，恢复工作表征的是脱离患者的身份，还是一个积极创造价值的健康人。看，对患者身份的避讳如此根深蒂固，也是平常很难真正体恤患病的人种种痛苦与不便的深层次原因。这一次，身体将再一次教我记住，作为疾病王国的公民是怎样一种感受。

熟悉的住院环境，熟悉的医护，消释了不少住院带来的紧张感。直到躺上手术床，面对麻醉师询问选择臂丛麻醉还是全麻时，我才开始有些慌了神。眼下，只想这一切赶快过去，不想在清醒中得知骨科的专家们怎样划开我的皮肤，分离组织肌肉，探究骨骼情况，间或讨论一两句该用什么样的修补材料、选择什么型号的钢板。就把这一切都交给医生吧，我只需睡一觉，做一场梦，一切便都过去，醒来便拥有了健康如初的身体。

用不用镇痛泵？又一个恼人的选择接踵而来，来不及权衡镇痛的利弊，对疼痛的恐惧和虚弱的精神自然地驱使着我做出妥协。那就用吧，这个时候，我没有拒绝的力量。

导尿管在全麻后置入，清醒前去除。很感激这一流程上的改变，将患病的标记与羞耻感尽可能地弱化，很大程度减轻了身体与心理的不适。在呼唤中醒来，清醒意识下左臂依然没有知觉，麻醉师告诉我，还做了臂丛神经阻滞，在阻滞效果消失前就不会感到疼，所以最难过的，应该是术后第二天。

在病床上躺定，关注点放在了无法感知位置的左臂，试图感受它的存在和准确位置却落空的体验令人焦灼不安。这种虚空感持续的时间并不很久，在一次次努力感知中，我一点点找回了左臂与身体的关联，创伤的疼痛也如影随形回来了。疼痛感尚可忍受，但同时，又有上腹部隐隐翻涌的恶心，那是比疼痛更难耐受的不适。仍清晰记得多年前的手术经历，因为怕疼，频繁在感到疼痛即将来袭时按下镇痛泵的加量键，不到一天，泵空了药物，出现了一侧肢体不自觉抽搐的副反应。当时还不知道抽搐与镇痛药的关系，这莫名的症状一时给心理上造成沉重的负担。

所以这一次，在疼痛与副作用间，我毫不迟疑地选择了疼痛。宁可再疼些，不要恶心，不要莫名抽搐，不要那些不确定的感受。我一次也没有按下过镇痛泵的加量键。

护士告诉我，术后第一天需要在病床上解决如厕的问题。确实，左边，是氧气管路，是左臂手术部位接出的引流管；右边，是心电监护的导联，是手腕处留置针接的输液通路，还有一个方正粗笨的镇痛泵。这些，织成一张疏密有致的网，将我牢牢网在床上，不得动弹。只希望，这一天不要有如厕的需求，不必面对床上解决的尴尬与困难。

不切实际期望的落空迟早都会到来，何况还在持续不断地补液中，越来越强烈的尿意很快就成为依靠意志力再也压制不下去的痛苦感受，终究还是要面对平日里不值一提如今却成为一个难题的问题。指挥着家人关闭氧气流量，夹闭伤口引流管，卸下监护导联，举着输液瓶，然后自己握住镇痛泵，披上外套，在家人搀扶下一步步向卫生间挪去。一个简单的举动耗尽了体力，再回到病床上已虚汗淋漓。但走出了第一步，下一步，就不难了。

第一周漫长且艰难，手术部位的疼痛使得左右都无法侧身，躺卧辗转不宁。生物钟的规律荡然无存，日夜陷入一片混沌中。夜间，整个世界浓缩成四壁兀立的白墙，世界的中心是墙上那一面钟，每次焦灼地睁眼，时针也只移动了小小一步；日里，输上液体后旋即进入朦胧中，即使挂心着液体滴净后要按铃呼唤，也抵挡不住阵阵袭来的睡意。第一周在疼痛辗转与无尽疲乏的浑噩中，虽艰难但终于过去。

不几日医生便通知可以出院了。进入康复期，标志着向脱离患者身份的进程迈出一大步。术后的康复虽然还是漫漫长途，但毕竟，健康王国的大门又重新在眼前打开。

这段骨伤的经历虽是意外，却又似乎蕴含着必然，它提醒着我，看似如常的生活背后，饱含苦痛的疾病王国时时都存在，或迟或早，我们总会有那么一段艰难至暗要面对，但是，有无条件给予支持的至亲，也有能同频共振的医护，从泥淖中跋涉而出就有了足够的动力；这也提醒着我，生活不只低头赶路，也该适时地放缓脚步，听听自己身体的声音，也更多关注身边的人，被动承认自己也是疾病王国的一员并非坏事，或许，健康王国与疾病王国之间的壁垒本不该那样森严。

风雨之后的那抹金色彩虹

文/于廷玲（神经外二科）

或许，很多年以后，回想起那个遥远的下午，我仍会不自觉地流下泪来。

小雪节气后，科室举办了一期主题为"我和你一样"的医患故事分享活动。离活动开始还有半个多小时，倪先生和他的爱人丁姐早早就到了我的办公室，"迫不及待"4个字溢于言表。看着他俩神采飞扬地讲述最近的生活趣事，初遇的场景不禁缓缓浮上我的脑海……

几年前的一个盛夏，晨交班时，我第一次见到倪先生，当时他躺在病床上，90毫升的颅内出血破入脑室系统，侵袭左侧丘脑、基底节区及侧脑室，意识浅昏迷，瞳孔对光反射迟钝，格拉斯哥昏迷评分（GCS）3分，病情危重。好在家人送医及时，医生在急诊全麻下行双侧侧脑室钻孔外引流术，手术顺利结束，术后要严密监测其生命体征，保持内环境稳定，度过脑水肿高峰期。交完班后，我来到这个瘦弱的女人身边。"您好，我爱人怎么样？他能醒过来吗？他还很年轻，是我们家的顶梁柱，他倒了我该怎么办……"泣不成声的她是那样无助。"刚交接班时我把您爱人的情况都了解清楚了，手术很及时也很顺利，但您爱人出血量比较大，术后还有一段时间的危险期。不过您放心，我们一定会全力救治的。""那您说他能醒过来吗？""每个患者都有个体差异，出血部位、年龄、出血量以及基础疾病等等这些对预后都会有影响，不过您先别多想，好好配合治疗，要有信心，好吗？"

那段时间，我时时都能看见她消瘦的身影，她在监护室门前不停地走来走去，期望通过重症监护室的玻璃门看到一些希望。终于到了探视时间，她站在病床旁，一只手拉着爱人的手，另一只手摸着他的脸，眼泪不住地流。"请您克制一下自己的情绪，最好不要在患者面前哭泣，您可以跟他说说话，多给他说一些正能量的话语鼓励他，这样有助于患者苏醒。"听到护士这么说，丁大姐哭得更厉害了，我见状连忙走到她身旁，搀扶她走出监护室。

我劝她道："丁大姐，这个时候，你一定要坚强，虽然您爱人昏迷着，但他能感受到你的情绪，这会影响到他的。""唉，我控制不住啊。护士长，你不知道，我爱人身体好的时候，家里的大小事情我都不管，我就是一个不操心的'小女人'，他把一切都打理得井井有条。现在他突然病了，家里这摊子，工作和经济上的压力，还有……"丁大姐顿了顿，"不知道他能恢复到一个什么样的状态，这一切事情都接踵而来，我感觉自己快要挺不住了，我的天要塌了！""是的，丁大姐，我能理解，咱这个年龄正是上有老下有小的时候。但您爱人现在这个情况是个持久战，咱要做好长期治疗、护理、康复的准备，需要你早做计划。现在他住在监护室，基本上不太需要你们家属的照顾，等他转到普通病房你们的护理量就会很大的，最近刚好给你点时间捋一下思路。你要坚强起来，不要再沉浸在悲痛中，积极面对现实，别放弃，现在你才是这个家的顶梁柱，如果你倒下去了，这个家可怎么办呢？"我的一席话好像点醒了她。

......

"下面有请丁大姐与大家分享她爱人患病后的经历和她的心路历程！"主持人的一席话将我的思绪拉回到活动现场。

"大家下午好！首先感谢神外二科主任金林、护士长于延玲为我们搭建这个平台。4年前，我爱人在路边突然晕倒昏迷，多亏路人小哥及时送医救治，后来我们想赠送财物以示感谢，但被小哥谢绝了，他只对我说了一句话：'要将人与人之间的互助传递下去。'我在咱神外二科脑科医患交流群内分享我爱人的日常生活及锻炼方法，也分享过这段话，以鼓励其他病友。脑出血这个病后期的恢复正如主任、护士长告诉我的一样，是一场持久战，需要我们家属点滴的积累和坚持。照顾患者，犹如一场马拉松，需要家人们以强大坚韧的内心，不懈地努力，不断地给患者打气加油。只有不断地积累，才能战胜病魔，才能有阳光照亮前方的道路。于是我振作起来，辞去工作，在网上查找各种相关资料，制订康复锻炼计划、饮食计划等。每天都会陪在他身边，给他讲述生活中的趣事，帮助他回忆过去的美好时光。为他搭配营养丰富的餐食，确保充足的营养支持。监测并记录每天的血压，陪伴并督促他进行康复锻炼。日复一日，年复一年，他每取得一点进步，我都给予他鼓励，其实也是对我付出的回报……"看着台上娓娓道来的丁大姐，倪先生转出ICU当天的情形又跃入眼前。

倪先生在重症监护室整整待了18天，丁大姐瘦弱的身影总是忙忙碌碌。有时看到她送饭；有时看到她与医生促膝长谈；有时看到她询问护士倪先生需要什么物品；还有的时候，她就静静地坐在家属等候区，不知道在思考些什么。

"丁大姐，倪先生最近病情稳定，今天就会转出重症监护室了。""太感谢你们了，金主任也和我沟通了好几次，他说这个病后期的护理是非常关键的，家属需要足够的耐心和细心，去帮助他恢复。还要给他创造一个温馨良好有爱的氛围，在这样一个好的气氛下，他才能得到一个很好的恢复。我和女儿商量再三，决定辞职了。他是我的爱人，我不能放弃他。"她目光坚韧地说。

再后来，倪先生逐渐恢复意识，在长达两年的康复锻炼后，他站起来了，走起来了……如今，他回归了社会。

"下面有请今天的主角倪先生为大家带来一曲《真心英雄》，大家掌声欢迎！"

此刻的倪先生，自信地站在台上，俊毅的脸庞，从容的笑容，清晰的吐字。"不经历风雨，怎能见彩虹……"倪先生在台上用心演唱，丁大姐在台下捂着嘴落泪。那一刻，我的鼻子有些发酸。

我想，这大概就是叙事的魅力，通过故事的倾听和回应，建立良好的人际叙事连接，帮助患者和家属在疾病治疗过程中充满信心和希望，将爱和感恩传递下去。

携手叙事共缀生命的长途

文/张文（呼吸与危重症医学科）

医师节的时候，我收到了一份特别的礼物———一盒精美的蛋糕。送它来的薛姐笑意盈盈地看着我，说："我妈出院后恢复得还不错，她在这里几次住院，让我对医生的工作有了深切的体会。这么多天的相处，我觉得你就像自己的妹妹一样，节日快乐呀！"

几个月前的一个下午，我在 ICU 的门前见到薛姐时，她看上去既焦虑又疲惫，头发蓬乱，眼眶发红，完全不像今天这样妆容精致、神采飞扬。"张医生，我妈又发烧了。"那天薛姐见到我的第一句话语气中透露着深深的无奈和企盼。

杜阿姨患有多系统萎缩，这是一种快速进展并且罕见的神经退行性疾病，患者平均生存期为 6～10 年，在医学界，目前这种病尚没有有效治疗方法。对患者和家庭来说，患上这个病，不啻被判了有期徒刑，不得不承受很多身体上的痛苦和很大的经济压力。

而杜阿姨已经患病 8 年了。1 年前她因发热入住呼吸与危重症医学科，当时的杜阿姨，四肢软弱无力，吃饭吞咽都是困难的，并且饮食呛咳很明显。入院后，就给上了无创呼吸机辅助通气，但杜阿姨的病情进展很快，随后又出现了呼吸肌无力的表现，在无创呼吸机辅助通气治疗下，血氧饱和度也仅仅维持在85％左右。这意味着，现有的通气状态并不能维持杜阿姨基本的氧合，她的脏器组织都处在严重缺氧的危险中。

蔡医生与家属谈话，提出气管插管的建议。蔡医生后来向我描述当时杜阿姨的老伴和女儿的反应时，感叹道："作为 ICU 医生，在面对疑难重症时，有力的家庭支持，真的是医生对抗疾病的底气与信心。"在监护室门口，杜阿姨的老伴和女儿以热切的目光注视着蔡医生，他们表示，只要为了杜阿姨好，请医生尽全力救治，她的病虽然已经 8 年了，但家里条件也还好，经济上的保障不成问题。

很快，ICU 医生便给杜阿姨做了气管插管并接上呼吸机，在有创呼吸机的支持下，杜阿姨的氧合很快得到改善，不再像此前顽固地徘徊在警戒线下总是让人揪着心。但是，后面进行气管镜下肺泡灌洗，在灌洗液中检出了肺炎克雷伯杆菌，杜阿姨的尿培养和粪便培养也提示着多重耐药菌的感染。这些，是住院时间较长的患者常会遇到的院内感染关。而杜阿姨患有多系统萎缩症，抵抗力极弱，这更是绕不过去的一关。医生根据病原菌培养结果迅速调整方案，联合应用广谱强力抗感染治疗，很快，杜阿姨的发热症状便得到控制。

这时，薛姐提出，杜阿姨住在监护室，她和她爸爸每天只有一个小时探望时间，一天绝大多数时间里，她妈妈都得独自一人在监护室封闭的环境中，周遭都是各种抢救生命的仪器设备，她妈妈会害怕。在薛姐的再三恳求下，蔡医生也考虑，对患者来说，家人的陪伴对患者的心理抚慰可能会起到比设备与药物更积极的效果。

于是，我们尝试性将杜阿姨在气管插管状态下接呼吸机辅助通气治疗转入普通病房。起初，一切还顺利，杜阿姨呼吸平稳，能点头示意自己情况。可仅仅过了不到一周，杜阿姨又一次出现了气短、呼吸困难且进行性加重。同时，指脉氧下降至83%，心率升至110次/分。情况十分危急。

"现在已经到了生死存亡的时候了，我们还是建议行气管切开，这样能用呼吸机帮助她呼吸，她自己的呼吸肌没有力量，我们得帮帮她。"蔡医生紧急与家属谈话。

薛姐眼含泪花，说："我妈这些年遭了那么多罪，这又得在她身上再开一个口子，我实在不忍心增加她的痛苦。但我真的不能没有妈妈，为了她能活下去，我们愿意配合。"

杜阿姨经过气管切开接呼吸机辅助通气、抗感染、化痰等治疗后，指脉氧终于上升至97%左右。在全科医护的努力下，杜阿姨病情慢慢稳定并出院。

那一次惊心动魄的治疗，我因为当时还没来到呼吸科并没有亲身参与。但在蔡医生详细的叙述中，我也了解了杜阿姨病情的复杂性与凶险性。

她这次再度发热，到底是因为肺部感染？还是泌尿系的问题？又或者是肠道厌氧菌感染？带着疑问我走进监护室。杜阿姨意识清楚，但不能对答，仅能以眨眼及轻微点头回应。经过询问，我考虑这次发热肺部感染及泌尿系感染可能大。

我们为杜阿姨留取了痰病原学检查及尿培养，给予头孢他啶抗感染、化痰平喘以及营养支持。这次的尿培养提示多重耐药粪肠球菌及肺炎克雷伯杆菌，痰培养提示多重耐药铜绿假单胞菌。果然又是难治的多重耐药菌感染！薛姐十分伤心，担忧地问我："大夫，我妈会像去年那样吗？她是不是感染特别重，没有希望了？"

我连声安慰："不一定会出现上次的情况，这次感染的多重耐药菌主要考虑是她长期用药、反复感染所致，只要积极救治还是有希望的。我们要坚信你妈妈是可以打倒细菌的。"

请感染专家会诊后，根据药敏试验结果，给予杜阿姨替加环素联合阿米卡星抗感染治疗后，复查血常规感染指标较前好转，再次将杜阿姨转出监护室继续抗感染治疗。这次治疗很顺利，杜阿姨再未发热，复查感染指标明显降低，便停用了阿米卡星及替加环素抗感染治疗。

杜阿姨的老伴和女儿悬着的心终于落下了。因为杜阿姨不能自己进食，仅仅依靠胃管摄入一些流食，造血原料摄入不足，血红蛋白下降至87g/L，治疗上我们给予多糖铁、甲钴胺及叶酸片，杜阿姨的老伴自己钉了一个小册子，每次化验结果出来后会带着小册子和我一起记录阿姨的血红蛋白含量、白蛋白浓度、肾功指标，询问营养科来调整阿姨的营养摄入成分。

大家一心一意努力将杜阿姨状态调整得更好些，可停用抗生素的20多天后，杜阿姨再次出现发热。护士吸痰时发现她痰液黏稠，且较前增多。再次给予头孢哌酮舒巴坦，并加用阿米卡星抗感染治疗。

随着阿姨的病情反复，杜阿姨的老伴和女儿又陷入难过的情绪中，反反复复的感染似乎像一张怎么也挣不脱的网一样，将杜阿姨一家人牢牢网住，无可奈何。我打气道："只要坚持，用药一定可以控制发热，而且阿姨的发热间隔时间也在延长，证明她自己的机体免疫力也在提升，只要护理得当，出现问题就解决问题，她的肺部感染可以控制。"

虽然杜阿姨不能说话，但她神志是清楚的，我查房时教她用眨眼来示意："你现在肚子胀吗？想不想大便？"杜阿姨既往多次有过便秘，如果她眨眼，就表示该给她通便了。

我告诉杜阿姨的老伴和女儿，杜阿姨的感染在慢慢控制，她是可以有生活的，并不是只能躺在医院里等着生命终点的来临。薛姐看到妈妈的情况逐渐好转，又一次重拾信心。

虽然薛姐的情绪总是随着杜阿姨的病情变化起伏不定，但长时间相处下来她对我越来越信赖，所以后来虽然杜阿姨又再次出现发热，薛姐也淡定多了。她知道，我们随时关注着杜阿姨的病情，随时会给予有力的支持。近2周的抗感染治疗后，杜阿姨病情终于好转，可以出院回家休养。

　　在医学的救治过程中，很多时候不只是治病，更多时候是安慰。安慰的不仅仅是患者，还有患者的家属，帮助患者及家属建立信心，让他们明白我们是一起努力的伙伴。在患者、家属、医生、护士多方共同努力下，生命的希望会更明晰而笃定。

生命的回响　坚韧的共鸣

愿你被世界温柔以待

文/曹梅(神经内科三病区)

7月清晨明媚的阳光，透过窗户洒进病房，给病房填满温暖的金色。

此时，我正在做晨间护理。"早上好，让我帮你把床铺整理整理。这两天感觉怎么样？"我一边忙着手底下的活一边给患者小杨打招呼。

"还可以。"

"那就好，晚上不能玩手机，要好好休息……"

简单寒暄后，我便去护理其他患者了。过了一会儿，我突然听到楼道传来大声的争吵，立即向着声音来源走去，疏散了围观人群，走近一看，竟然是小杨。平日看起来很安静的一个小伙子，他这是怎么了？我脑海里迅速回忆他住院期间的点点滴滴，小杨有中度抑郁症，平日里情绪一直稳定，这会儿竟突然大喊大叫"我不想活了！"这让我的心瞬间揪了起来。

我连忙走上前问："小杨，你怎么了，咱们回病房好吗？"

"我不要回病房，我要离开这里！"小杨情绪仍然十分激动。

"能告诉我发生什么事了吗？"

"我不想活了，太烦了，你让她走！我不想看到她！"小杨厌烦地指着一旁的中年女性，那是小杨的妈妈。

他的妈妈一脸担忧地站着，也不敢近前，恳求说："妈求你了，你好好的，你要有个啥事妈也不活了。"

"你们眼里就没有我！我的死活你们谁关心过?!"小杨突然再次情绪激动地喊。

眼看小杨情绪越来越激动，小杨妈妈刚想要开口说什么，我立刻对她摇摇头示意不要再说。

这时小杨突然冲向墙，一头往上撞；我也冲过去一把拉住他并用手挡在墙上，他一头撞到了我的手上。原本以为他会停下来，没想到他再次向旁边墙面撞去。来不及多想，我再次将手挡在墙面上，就这样他又撞到了我的手上。我能感觉到他虽然情绪激动，但还有理智，我相信他不会伤害我。

小杨停止了动作，呆呆地看着我，说："你手没事吧?"

"目前没事，不过你要再撞可就不好说了。"我吸了一口气，望望我被撞得发红的手背苦笑说。

"你们都去工作吧，不要管我，我不值得你们浪费时间，我就是一个废人。"

"说什么呢，无论是你的父母、家人、朋友还是我们医护人员，每一个人都希望你好，尤其是你的妈妈，住院期间一直是她陪着你。"

"她怎么可能希望我好，她根本就不爱我，我也不想让她管我，让她回去，我不想见到她。"小杨说着便向即将开门的电梯冲去。还好我反应迅速，立即冲到他面前，伸出双臂阻挡他进入电梯。可能怕伤到我，他并没有推开我，电梯门关闭了。

"你冷静听我说好吗？天底下没有一个父母是不爱自己孩子的，你们之间可能有误会，要不你给我说说呗。"我道。

小杨说："我想静静。"说着他便向楼梯间走去。我不放心他一个人便紧跟在他身后。他低着头坐在台阶上，我站立在台阶下离他一米远的地方看着他。此刻，周围一切都安静了，他静静地坐着，我静静地陪伴，他不言我不语，就这样安静地待着。过了大约十分钟，他抬头看向我说："对不起……你为什么要管我？"

我想了一下答道："你是我的患者，我要对你负责；即使你不是我的患者，我也做不到眼睁睁看着你伤害自己。"

"你看起来比我小。"小杨说。

"咱俩差不多同龄吧。"

"我感觉你跟我妹年龄差不多。"

"你还有个妹妹，没听你说过。"

"我妹妹是一名小学教师，我爸妈都很喜欢她。"

"那你妹妹很优秀，不过我相信父母对你俩的喜欢是一样的。我也有两个孩子，有时我们老大也会觉得我和爸爸爱弟弟不爱她，但是只有做父母的心里清楚，爱没有多与少，父母给予的一定是全部的爱，我觉得你应该跟你父母坐下来好好聊聊。你家住哪？"我耐心劝解他。

"三桥。"小杨回答我的问题。

"这么巧，我也住那边。"

小杨看着我突然就笑了，他的笑容让我紧悬的心稍微放松了。"你笑什么？"我问道。

"你在骗我吧，怎么会那么巧。"

"我怎么会骗你呢，我家真住那，不信你问我附近有哪些店铺看我知道不。"

我们就这样你一句我一句地聊着……

"要不我们回病房给你把液体输上，我们边输液边聊好吗？"我试探着问他。

"我真的不想住院，我每天晚上不是睡不着觉，就是睡着了一直做噩梦，我害怕。"

"那你住院期间没告诉医生吗?"

"没有,我不想给你们添麻烦。"

"怎么会添麻烦呢,你生病了来到医院,我们应该提供最利于你健康的治疗措施。你不用害怕,我陪着你输液。"

"我不想输液,我没病,是我妈非要让我来住院。"

"那这样吧,我让主管医生看看,但是你一定不能隐瞒,实在不行可以给你开点助睡眠的药,吃了先好好睡一觉,你看这样可以吗?"我和他商量道。

"我之前吃过,没用,吃了也睡不着。"小杨摇摇头。

"我们有好几种助睡眠药,你跟我回病房,我让医生给你评估,如果需要我们就吃药,吃了药可以好好睡一觉。"我循循善诱。

"你没骗我吧,吃了药真的可以睡着?"小杨将信将疑。

"我说过不会骗你的,要相信我,要不咱俩拉钩。"我郑重表示。

小杨再次笑了,说:"你要骗我你是小狗。"

听到他的话我差点没忍住笑出声,他怎么可以这么逗,居然连小狗都用上了。"好,一言为定!"我答道。

那一刻,我突然感慨无论是什么年龄段的人,都可能始终保留着一颗童真的心灵,即使他是一个青年,也不例外。

我俩达成共识后便结伴回到了病房,看着病床上安静的他,我终于放了心。

后来他的父母与医生沟通后办理了出院手续,带他去了精神心理医院。看着他离去的身影,我不禁在心里默默地感叹,抑郁症,是一个让患者多么孤独多么痛苦的疾病。过往的日子都已翻篇,希望他在未来的日子里可以配合医生,好好接受治疗。我相信,他一定会早日走出疾病的阴霾,一切都会好起来。

别样的玫瑰人生

文/王群（普外科一、二病区）

那是夏季的一天，早上交班，护士长杨琳带着我们例行巡查病房。刚走到31—33病房门口，就听见里面传来激烈的争吵声。一进门，我看到33床的阿姨面向墙壁躺在床上，嘴里还说着："走走走！我是累赘，不要管我了，让我死了算了……"站在一旁的她的儿子，手足无措，脸上写满了无奈。护士长见状，示意我们去下一个病房继续交班，自己则过去了解事情经过，安慰阿姨。

我了解到，阿姨因低位直肠癌做了手术，肚子上留了造口，手术创伤大，疼痛感强，身上留有好几个管路，舒适感极差，加上术前术后也好几天禁饮食，导致阿姨心情烦躁。护士长的一番安慰，使得阿姨情绪恢复了平静。

第二天，我看见护士长拿着一个造口护理包进了阿姨的病房，知道她要为阿姨更换造口袋，便赶忙跟了进去帮忙。护士长取下了阿姨的造口袋，边换造口袋边跟阿姨聊天："阿姨，您看，您的造口可漂亮了，像一朵红玫瑰。""是吗？我都不敢看，医生说以后就从那儿排大便，我心里可别扭了……"说着，阿姨眼眶湿润了。

护士长递给阿姨一张纸巾，安慰道："没事的阿姨，我见的造口患者很多，他们跟您一样，刚开始都很害怕，这是正常的心理反应。接受造口有一个过程，我们会在您住院期间教您和家属学会更换造口袋，后面也会让你们加入造口患者微信群，您回家之后有造口问题可以随时在群里咨询我们。咱群里以前的造口患者现在一个个都自己换袋子，比我们都专业。"护士长的这一番话，让阿姨脸上有了笑容。

经过几次指导，家属学会了更换造口袋，阿姨身上的管路也一个个都拔了，她的心情越来越好，在走廊上遇到我们时会热情地打招呼。阿姨住了半个多月，恢复得差不多就出院了。出院时，护士长特意叮嘱家属，造口患者心思比较敏感，尤其以后能否正常回归社会是保障其生活质量的关键，要特别留意阿姨的情绪变化，有问题可以随时联系我们。

之后的日子里，家属和我们沟通过阿姨造口周围的皮肤问题，经过相应指导，问题解决得还不错。我自己也慢慢开始学习有关造口护理的专业知识，还去北京参加了"伤口、造口、失禁专科护士"培训班学习。

某一天，阿姨家属在群里联系我们，说阿姨术后回家有好一段时间，他们看老人恢复得不错，就照我们说的带老人出门，带了几次各方面都适应，老人也觉得自己可以，就要求一个人出门。阿姨自己出去了好几次，每次回来都会说今天去了哪些地方，还说去附近公园，认识了朋友，教她练习健身操，可高兴了。可有一天，阿姨去菜市场买菜回来后就一个人坐着发了很长时间呆，之后话变得少了，朋友打电话让去锻炼也不愿去了，问原因也不说。

了解情况后，护士长告诉家属，科室即将举办造口联谊会，可以借此机会让阿姨说说"心里话"。

联谊会上，我们为参会患者分发了礼物，讲了护理造口的相关内容，还设置了"关爱造口人，说出心里话"环节，邀请一位造口患者分享自己的生活经历。这位患者是做小生意的，2年前因便血查出患有直肠癌，做了手术，术后恢复不错，经过指导，掌握了造口护理操作。我时常会在菜市场看见他卖西瓜的身影，是很乐观的一个人。

"刚知道自己得了这个病时，我觉得天都要塌了。我是家里的顶梁柱，上有老下有小，一大家子等着我养活，这简直噩梦一般。妻子哭着安慰我，现在医学发达，能治的，不能放弃。所以我做了手术，术后我得到护士长和护士们的精心护理，她们耐心给予我造口护理指导，还邀请我参加造口联谊会。在这里我遇到了和我一样的造口人，疾病带给了我们不幸，但医护人员让我们相聚，让我们感觉自己没有被抛弃，一直被人关心、关注着。我现在继续做着小生意，天热卖西瓜的时候，我就光着膀子，也不怕周围异样的眼光，也很高兴我周围都是善良的人。"大叔的经历引起了在座患者的共鸣，大家纷纷说起自己成为造口人之后的生活。

大叔发言时，我注意着阿姨的反应，大叔说到他光着膀子的时候，她显得有些激动。送阿姨离开的时候，我顺便与她聊了几句，她也终于说出了心里话。原来那天她出门后，去公共卫生间倒大便时，有个人推门进来上厕所，正好看见了这一幕，瞬间露出了嫌弃的表情，捂着鼻子就走了。

阿姨说她当时觉得好像有一把刀扎在她心里，难受极了，觉得自己成了别人眼中的异类。她不愿意出门，就是因为那样的情况她不想再经历一次了。但阿姨又说，今天来参加联谊会之后她释怀了，她不应该太在意别人的眼光，让自己活在痛苦中，大叔的话给了她勇气，她要开心地过好未来的每一天。看到阿姨如释重负的样子，我由衷替阿姨高兴，温柔地给了她一个拥抱。

疾病于患者是痛苦的、不幸的，作为护理工作者，给予患者身体上的治疗之外，也应给予患者心理及情感上的支持与帮助。就如两口一心为"患"，与患者"交心""同心""共情"，才能成为既有"科学脑"又有"人文心"的医务人员，拥有和谐的医患关系。让患者能够展示最真实的自己，过上有质量的生活，这是我们医务人员工作的意义，也是我未来持之以恒努力的方向。

有一种治疗叫"陪伴"

文/汪燕娥(产科)

怀孕是令人兴奋、充满期待的，也是变化莫测的，孕妈妈的世界会发生意想不到的变化，伴随着怀孕和初为人母经历的，也可能会是种种压力、焦虑与身体不适……相对于身体上的不适，宝宝的任何一点风吹草动，更是牢牢牵系着妈妈的情绪。

小茹是我的小师妹，虽然她现在不在临床工作了，但曾经的工作经历还历历在目，她了解护士工作的琐碎，所以在产科住院期间，她一直很客气，尽量不麻烦我们。这让我这个责任护士觉得对她有所亏欠，不由得就会多关注她点儿，一来二去，我们就更熟了。今天是小茹剖宫产手术后第4天，不出意外，她今天就出院了。

早上交接班时，小茹看见我依然笑盈盈的，但是从她的笑容里我还是看见了担忧。

"早，小茹！今天该出院了吧?"我问道。

"姐，我怎么觉得宝宝有点儿黄，你帮我看看!"

"脸是比昨天黄了一点儿，宝宝吃得咋样?"

"吃得挺好的，就是有点儿拉肚子。昨天你给我说了，吃退黄颗粒可能会拉肚子，这我知道！可是，吃了一天药，好像没退，反而更黄了……"

"嗯，今天儿科大夫一来，我让她先来看咱宝宝，好吗？"

"那谢谢姐了！"

交完班配药的工夫，儿科查房医生来了，我说了小茹的情况后，儿科大夫就直接去了小茹的病房。

等我配完药到小茹病房打针时，她爱人正在门口和儿科医生交流，推门就看见她妈妈在她旁边，时不时地替她擦拭眼泪。

"这是咋了？"我疑惑道。

小茹没有正眼看我，瞥了一眼，把脸扭过去，擦拭着眼泪。她面前的餐桌上摆放着丰盛的早餐，动也没动。

阿姨见到我，难过的脸上挤出一丝微笑，道："小汪，你快帮我劝劝小茹吧！你看看，她饭也不吃，还不停地哭，月子里哭可不好呀！"

我点点头，拍拍阿姨肩示意了一下，阿姨退了几步，坐到旁边的沙发上。

"怎么回事儿？"我问。

"……"

"儿科大夫怎么说的？"

"……"小茹哽咽着，依旧没有回答我。

阿姨急了："大夫说让住院！你说今天出院呀，宝宝又去儿科住院，哎……"

这话一出，小茹眼泪忍不住地往下掉。

"阿姨，您先别着急，我看这饭菜有点凉了，您能帮小茹热热吗？"

阿姨明白了我的意思，端着饭菜出去了。我静静地坐在小茹旁边，拉着她的手，时不时拍拍她肩膀，递上一张纸巾。大约过了两分钟，小茹的情绪有所缓解，问我："姐，宝宝非得去儿住院？"

"你想他和你一块儿回家？"

"是！可是大夫说他今天比昨天还黄，指标还高，不住院，我又不放心！"

"那你为什么哭呢？担心孩子？"

"有点焦虑，除了担心，还有不舍。儿科不让陪护，孩子还那么小，把他一个人扔在那儿……"

"放心，新生儿室有专业的护士照顾宝宝，宝宝肯定会很快好的！"

"可是……"说着她又哭了。

"那不让孩子住院可以吗？"

"不可以。"小茹果断地回答。

"为什么？"

"家里没有专业的检测仪器，万一耽误了，怎么办？"

我微笑着看着她，她看着我，我们停顿了几十秒，她不好意思地低下了头。

"姐，其实道理我都懂，可是还是很焦虑，我该怎么办呢？宝宝不在身边我不知道干啥，心里空落落的，想着想着就想哭！"

"你准备哭几天？"

小茹看着我没有回答。

"宝宝去儿科照蓝光，可能三四天就出院了，你准备哭三四天？饭也不吃了，水也不喝了，奶也不吸了？"

小茹沉默了一会儿突然又问："宝宝不在身边，我能干些啥？"

"你当然有事儿干，你要替宝宝养好'粮仓'。"

小茹用狐疑的眼神看着我。

"宝宝在身边时，他可以用吸吮让你的乳房保持通畅，让你免受涨奶的苦楚。如今宝宝去儿科了，你得自己担起通乳的重任，替宝宝守住'粮仓'，这样，宝宝回家时才有饭吃呀！"

小茹擦了一下脸颊的泪珠，看看我，好像突然找到了方向，道："是呀，姐，就像你和我妈说的，我得好好吃饭，我吃好了，身体养好了，我家宝子才有饭吃呀！"

我笑了笑，揉揉她那没顾上梳的头："这就对了嘛，等着，姐去给你找专业的母乳喂养指导师，好好给你指导指导，告诉你如何保持泌乳，如何储存母乳。"

"谢谢姐！"小茹的脸上又洋溢出了笑容。那天她放心地出院了，宝宝也去了儿科照蓝光。

5天后的早上，我一如既往地穿梭在病房，突然肩膀被拍了一下。

"姐！"

"吓我一跳！"我转身一看，是小茹。

"姐，我来接宝宝出院了，过来看看你！姐，听你的话，这几天我在家可忙了，吃饭、吸奶、睡觉，时间过得可快了，我把初乳给宝宝储存起来了，今天回去就可以让他享用了！谢谢你！等我出月了再来看你！"

看见小茹嘴角上扬，脸上洋溢着得意的微笑，我也很开心！心里暖洋洋的！

像小茹一样的产妇在产科很常见，开导的话也就那么几句，我们翻来覆去一遍又一遍地说，不由得就会放快语速。道理大家都懂，心结能否打开却不一定。或许还有很多的"小茹"因为母婴分离，而饱受精神的折磨。

日常我们医护人员因为"忙"而下意识地加快节奏，走路快、说话快、操作快、动作快，主打一个干脆利索，却忽略了患者的感受。有时她们需要的不仅仅是专业知识的科普，更是几分钟的耐心陪伴与聆听！改变从现在开始，让更多的"小茹"快乐地坐月子！

以书之名，与爱"童"行

文/胡芳芳（泌尿外科）

　　有幸听过杨晓霖老师的叙事医学培训课，我也一直在不断地学习中。叙事不仅仅可以用于患者，也可用于我们的生活中。我们可以倾听他人的故事，使用适当的方法，使问题外化，进一步解决问题。接下来让我和大家分享一例叙事故事。

　　2023年6月18日那天，我们科收住了一个特殊的患者，小朋友13岁，名叫小旭，晚上10点左右由于睾丸疼痛急诊送入我科治疗。他看到端着治疗盘的我径直走过来，大眼睛里满是恐惧和不安，怯生生地问："护士姐姐，你是来给我打针的吗？"

　　我察觉到他的惶恐不安，微笑着说："姐姐今天不给你打针，给你抽血。"

　　"护士姐姐，我超级怕疼，你轻点扎……"

　　"小旭，害怕扎针很正常，姐姐也怕扎针。"我笑着拍了拍他的肩膀说，"不过姐姐有扎针不疼的小窍门，动作会很轻。"

　　小旭嘴上说配合抽血，但是身体非常抗拒，整条胳膊都被妈妈使劲拽着，根本没法抽血。

　　"小旭是不是上初中呢？我觉得你一定是个学霸，是不是？"

"姐姐你怎么知道？"

"你疼得都住院了，还不忘记带这么多书，说明你是一个很爱学习的小朋友，这不妥妥的学霸嘛！"

"是是，我最担心的就是功课了，我怎么能生病呢？希望明天我就能出院，可以和同学们一样坐在教室上课，和同学们一起玩……"

"那么小旭，要配合姐姐抽血，早治疗，早出院。"

看得出来他内心依然很抗拒，但胳膊没有刚才躲避得厉害，我一边和他聊着，一边抽血就结束了。他有点惊讶："这就结束了，姐姐你真厉害！我都没感觉到疼。"

"今天的小旭表现得非常棒，要再接再厉哦！"我收拾治疗盘准备回治疗室，却瞥见刚才还坚强的小旭在无声地哭泣。我放下手里的东西准备详细询问一番，却明显感觉到他并不想理会我，于是准备等他平静一会儿再过来询问。

过了一会儿，突然一阵喧哗声传到护士站，我赶忙跑过去，原来是小旭和他爸爸吵架了。

小旭声嘶力竭地喊："你给我走开，走开！你就是来迫害我，滚得越远越好！"

爸爸说："你怎么可以这样和我说话？我是你爸！"

小旭吼道："我就不认你这爸，你啥都不会！"

爸爸大声说："你信不信我打你！"

小旭的声音更大："来，看你打不打得过！"

两人不依不饶，你一句我一句，引来好多人围观。我赶忙先让其他患者各自回房间，心里忐忑不安，担心我去劝架不成，两人气头上万一把我打了怎么办。但我的职业操守告诉我，这时候坚决不能退缩。我进入病房，小声给小旭爸爸说："小旭爸爸，麻烦您到医生办公室找下小旭的主管医生，了解下后续治疗及病情方面的问题。"便让他去了医生办公室。

生命的回响　坚韧的共鸣

看着小旭爸爸走后，我转身准备安抚小旭，突然发现他面部通红表情痛苦。我察觉到此时的他强忍着异常的疼痛，赶紧告知医生，给开了口服止疼药。我拿一次性水杯给小旭接了一杯水，帮他把药喝下去。这时他已经疼痛得身体蜷缩成一团，额头的汗水与眼角的泪水交织在一起。我拿纸巾轻轻抹去他的泪水与汗水，想一想他才是一个 13 岁的孩子，承受这么大的疼痛多不容易。

过了一会儿，我去看小旭有没有好转，他一动不动，也不理我，我默默地接好水放到床头柜。他的疼痛似乎在一点点减轻，终于他说了一句："姐姐，谢谢你。"我知道他疼痛终于好些了。

"小旭，你那会儿是不是特别痛苦？"

"那会儿真是疼死了，疼得一下不敢动。我想上厕所，让我爸给我拿尿壶，他非说男子汉大丈夫，这点疼都不能忍，让我下床去上厕所，我听了真是气不打一处来，人都疼死了还净说些废话，遇上这种爸爸真的把人能气炸！"

原来是这样，我说无缘无故怎么会吵起来。我劝解道："小旭，我非常能理解你的苦楚，人的疼痛达到一定程度的话，真是动弹不得的，但是我们作为一个学霸，再怎么也不能说让自己的爸爸滚之类的话。"

"姐姐，你是不知道，他一天就啥事都不管，成天就知道骂我，家里都是我妈操心。"

"我懂你的心情，但毕竟爸爸是长辈，也是要面子的人，以后可不能伤爸爸的心呀。"

接下来的日子小旭身体一天天见好，活泼开朗了许多，见到我很热情地打招呼。我每次见他，他都在认真地学习，挂液体时他还计算 100 毫升的生理盐水，挂在 80 厘米的高处静脉输液输入血管，进入血管的压力值是多少。我不禁感叹学霸的思路果然不同一般。

很快小旭要出院了，他要来感谢我，10多年来我见过患者送锦旗的、送吃的，却是第一次见送书的，他不好意思，让他妈妈帮忙转达他发自肺腑的感谢。他说，当时我对他的影响很大，在他的想象中医护是冷漠的，但那天我是给他带去温暖、解决他痛苦的人，他一直忘不了那一刻，当时就想着出院要写感谢信，要送几本书给我们医护人员。

我感动他的同时，他也感动了我，我将那几本包装精致的书用心收藏了起来。对于我们护理人员来说，这些微不足道的小事是我们的日常，但也正是这些平凡的小事成就了我们，让我们的患者一直铭记于心，这就是护理工作的意义！

在医院这个充满人生百态的地方，总是发生着各种各样的故事，越来越多的案例让我们医护人员觉得有必要将叙事护理与心理治疗放到同等重要的位置，通过心理交流和沟通来改变患者面对疾病焦虑的心态。我们要学会更好地倾听与交流，把更多的时间交给患者，真正走进患者内心，去倾听他们的故事。

生命的回响　坚韧的共鸣

天长地久有穷时， 只有相思无尽处

文/王乐（心血管内科一病区）

一场雨，跟随着清明的步伐，悄然而至。在这样的日子里，我们似乎总是无法避免地伤感。

在临床工作已 10 年有余，在这 3000 多个日日夜夜中，我见到过恩爱的夫妻紧紧交握的手，见到过病床前的眼泪，见到过一面面锦旗与一封封感谢信，见到过监护室外徘徊着在虔诚祈祷的家属……如果有人要问我：你最遗憾的事情是什么？在经过那件事之后，我想我会回答：人生最遗憾的事，莫过于没有好好告别吧。

算起来快 10 年了，当时的自己刚入职不久，有种"初生牛犊不怕虎"的劲头，抱着一种"这就是一份糊口的工作"的心态，不带任何感情色彩，总觉得能按时按量完成工作，就尽到了护士的职责。直到那次……

那是 9 月的一天，接近白露时节，我正在上夜班。监护室的患者病情都暂时平稳，完成手头的工作后有了一点闲暇时间，我不禁开始浮想翩翩，幻想自己已经下了夜班，开始了人生中第一个年休假，我仿佛看到了碧海蓝天、清风徐徐、红瓦绿树的青岛，甚至嗅到五四广场海风的味道……我幻想着，幻想着……

这时，J5床的大爷对我招了招手，我快步上前，问："老爷子，都两点多啦，您怎么还没睡呢？是不是哪里不舒服？"

"好着呢，没啥不舒服，就是睡不着，就想说说话。"大爷轻声细语地说，"我这次住院，全都是老伴伺候我，儿子在国外没敢告诉他。前两天，他不知道从哪里听说我住院了，急匆匆要回来，一会儿凌晨4点飞机落地，奔波了一路，我说让他先回去休息休息再过来。他还不听，说下飞机就赶过来，嘿嘿，我想儿子了，想等他来了好好看看他。"虽然嘴上抱怨着，但是大爷眉眼间全是笑意。

其实，大爷的病情还是挺严重的。他入院前出现胸闷、气短，到医院做心电图后当即被"扣"下，在门口等候的老伴儿还准备看完病回家，顺路买点菜，给大爷做他爱吃的排骨，可没想到，等来的却是病情告知书及急诊手术同意书。没错，大爷是急性广泛前壁心肌梗死。老伴儿颤颤巍巍地签字，看着大爷被推入手术室。

术中，大爷血压很不稳定，医生为他行主动脉内球囊反搏术。好在，手术顺利结束，大爷入住监护室观察。老伴儿为了方便照顾，也办理了住院，就住在大爷的旁边。

"嗯嗯，好的，您先睡一会，等他来了，我就叫醒您，不然他来了，看着您疲惫的样子，会心疼的！我先去忙工作了哦，您赶紧休息。"

不等大爷回答，我便转身离开了。

时间一分一秒地过去了，直到凌晨4点，大爷的孩子应该落地了，应该没多久就能到了，我应该就快见到一幕感人的画面：庆幸死里逃生的泪水、久别重逢的相拥、嘶哑却有力的"爸爸""妈妈"……有家回，父母健在，或许这对那个身在国外为梦想狂奔的青年男子来说，是最幸福的事情。

生命的回响　坚韧的共鸣

但，世事无常，造化弄人。当那位青年男子带着大包小包的行李，风尘仆仆、满怀激动与焦急地走进监护室，看见的却是医护人员不停地在对父亲进行心肺复苏和病床旁满脸泪痕的母亲。非常遗憾，大爷在儿子到达前20分钟突发室颤，几经抢救却仍无力回天。大爷走了，他没能看见自己日夜思念的儿子。

"孩子来了，看你睡得安详，我没让他打扰你。"老奶奶轻抚着老伴的脸，小声说，"别担心我，孩子很孝顺，会照顾好我的，你就放心吧，在那边等我啊，别喝忘情水，咱们来生再见……"

我突然觉得好难过。大爷的离世，不仅对他的儿子，于我也是一种遗憾。儿子遗憾的是，没有见到父亲最后一面；而我遗憾的是，在大爷离世前，我应该坐在他的身边，倾听他的思念，语气应该再温柔一些，再耐心一些，多点包容和理解，陪着他走完最后一程。

大爷虽然离开了，但他似乎住在了我的心里，像我的一位老师。他教我轻轻地问候，静静地聆听，认真回答患者提出的每一个问题；他教我常常把微笑挂在脸上，用真诚对待每一位患者，用爱去抚平身体的伤痛和患者心灵的创伤，用火一样的热情去点燃患者战胜疾病的勇气。我想，在"悬崖"边时刻要"坠落"的患者，他们不仅需要我们的专业技术，更需要我们对生命的尊重和爱护。生命终会终结，但爱与温暖的传递永不停息。

因为淋过雨，我愿为你撑把伞

文/王群（普外科一、二病区）

落日的余晖斜照在玻璃窗上，在走廊里洒下一方柔和的光影。已临近下班，我还在病房之间来回穿梭，忙着为患者做治疗。

迎面一位身穿粉红色睡衣的小姑娘，手举着一根棒棒糖，笑着对我说："护士姐姐辛苦了，喏，给你个棒棒糖。""哎呀小梦，我这会儿有点忙，你自己吃吧，谢谢你呀。你要是这会儿没事，去护士站帮我们接呼叫器吧。"我也笑了。"好的，好的，没问题，保证完成任务！"说毕，小梦便转身奔向护士站。

年仅17岁的小梦，是一位结肠癌患者。

今年9月份小梦因为肠梗阻住院，经过胃肠减压等治疗后好转，可是饮食稍微不注意，又再次腹痛到大汗淋漓、虚弱不堪。经过进一步的检查，她确诊了肠道的肿瘤。很快，医生便为她安排了右半结肠癌根治术。

小梦是单亲，住院期间一直都是爸爸陪着她。她爸爸话不多，看得出对她很关心，但是男人笨拙的关心有时候并不是多么妥帖。术前一晚，小梦的妈妈也来了，我无意间撞见她和小梦的爸爸在走廊里低声争吵，她愤愤地责怪他没照顾好小梦，总是忙工作，让孩子经常吃外卖搞坏了身体。爸爸一副欲言又止的模样，想说什么又紧紧拧着眉头收了回去。两个中年人的怨怼令空气里弥漫着一股浓浓的火药味，但是他们又很小心地避开了小梦的病房门口，争吵虽饱含彼此的怨愤但依然有所克制。

小梦患这样的病其实非常痛苦，急性肠梗阻导致吃不下喝不下，肚子疼得她的脸阵阵煞白，呕吐起来口腔里满是胆汁的苦涩。但是稍一好转，小梦立刻又以笑脸示人，还会向爸爸撒娇说想吃鸡腿。

留置胃管的过程也是非常难以忍受的体验。这样的考验小梦在术前经历了3次，每一次她都一声不吭，努力克制着本能闪避的动作，让我们的插管过程很顺利。

我心里对这个小女孩很钦佩。这个年纪的女孩正是在父母膝下承欢，开心享受美食，享受和朋友们一起嬉戏的青春好时光，她却要默默承受这么多痛苦，呈现出与年纪不符的成熟。

小梦的手术过程也有一些波折。原定腹腔镜下的手术，术中发现粘连太严重不得不中转开腹，因此伤口很大，手术也比预定时间长。

当天是我的夜班，接班的时候她已经做完手术回到病房。我见到她的时候，她瘦弱的身躯静静卧在被单下面，脸色苍白，全身从上到下插满胃管、腹腔引流管、导尿管等大大小小的管路。

看见我，小梦用力挤出一丝微笑，我连忙向她竖起大拇指夸她勇敢。小梦问我："姐姐，等我好了是不是就能像以前一样想去哪儿就去哪儿，想吃什么就吃什么？"我回应说："嗯，你好好配合治疗，争取恢复快一些，一定会好起来的。"转过身，我却泪水盈满眼眶。

小梦并不知道自己的真实病情。应她爸爸的要求，医护人员都默契地向她隐瞒了真相。

10月的时候，小梦按照医生的安排来进行第一阶段的化疗。她见到我们非常开心，告诉我说她现在吃得好、睡得好，体重也上来了。

她依然不知道自己的真实病情。

医生开的口服化疗药物，我们拆掉外包装，装进维生素瓶子里，哄她说是营养药。可是同事告诉我，每次去给小梦换液体，她都会问这个药打了会不会吐。可能，她也察觉到了什么。只是我们都不知道该怎样面对那个残酷的真相，彼此都在小心翼翼地维护着这个善意的谎言。

第一次化疗过后，小梦精神状态尚可，胃肠道反应也不太严重，她甚至还总是很热心地帮着我们做这做那。我松了一口气，她算是顺利过了一关。

然而不久后的一天清晨，天气渐凉，我看见小梦穿着红色的棉睡衣，躺在科室大门旁的凳子上，捂着肚子，表情痛苦，依然是一声不吭。我连忙让同事帮忙铺床，让小梦躺到床上。医生查体后，考虑肠梗阻，再次胃肠减压、灌肠、抗炎补液……这次住院，小梦的精神状态显然不如上次，但总体上还是在一天天好转。

又是一个夜班，外面下起了雨。我接班的时候白班姐妹特别交代科室新入住了一名怀疑"肠扭转，肠梗阻"的患者，是个20多岁的年轻男子，肚子痛得厉害，医嘱留置胃管、持续胃肠减压，可他却十分抵触，头左摇右摆硬是不让胃管碰到他的鼻腔。经过苦苦劝说尝试无果，白班姐妹无奈只得将这个难题留给了我。

我接班的时候他的疼痛有所缓解，我试着去说服他接受治疗，但得到的仍然是坚定的拒绝。不久，他又开始疼了，我借机再次提出插胃管减缓痛苦，他还是倔强地摇头。在值班医生、患者姐姐的轮番劝说鼓励下，我看出他稍有松动，便赶紧准备好插管用物，但胃管的尖端还没触碰到他的鼻孔时，他的头就又开始剧烈左右摇摆。见此情形，刚刚还在好言相劝的男子的姐姐气恼地丢开他的手，甩了句"没救了，自己疼着去！"便快步走出了病房。我也无奈地跟了出去。

男子姐姐坐在走廊的长椅上抹起了眼泪。我知道她是心疼弟弟的痛苦又气恼弟弟的不能配合。正一筹莫展之际，我看见了正在走廊活动的小梦，心里突然有了一个主意。我把这名患者的情形讲给小梦听并请她帮忙，小梦爽快地答应下来，和我一起来到病房里。男子姐姐也将信将疑地跟了回来。

小梦用轻松的语气聊起她治疗的经过，并告诉这位年纪虽比她大治疗经验却没她丰富的患者说："我可是'留置胃管元老级别'了，你要相信我，下胃管的时候是很难受，但是管子下到胃里后就会好受多了，这个管子能把肚子里的气体、液体都吸出来，肚子就不会那么痛了。"她伸出手，轻轻握住他的手，真挚的眼神投向对方："来，我们再试一次，相信自己，你一定可以的。"

果然，小梦的话比我们轮番的劝说都有效，他默默握住我持着胃管的手，示意我送向他的鼻孔。这一次，他的头没有再来回摆动，管道很顺利地送到预定位置，随着暗绿色的液体在负压的作用下缓缓流出，他的疼痛终于缓解了。他姐姐心疼地为他拭去额头上的汗水，将感激的目光投向小梦。

下了夜班，我特意去小梦病房看她，她正悠闲地躺在床上输液，看见我她立马露出灿烂的笑容，问我昨晚那个哥哥的情况。我告诉她，那个哥哥做上治疗后就没再疼，晚上睡得也很好，并感谢她的帮忙，多亏了她，帮了我们大家。小梦坐起身，郑重地告诉我："姐姐，我是淋过雨的人，知道伞的重要，我愿意为身边需要的人撑起这把伞。"

窗外，下了一夜的雨不知道什么时候停了，清晨的阳光穿过透亮的窗玻璃洒在小梦的脸上，她青春的面孔充满朝气，蓬勃着生命的力量。坚强乐观的姑娘，我也愿成为你风雨路上的一把伞，命运中那些阴霾终将成为过去，愿你早日康复，快乐地生活。

可是， 有阳光啊

文/白海倩（全科医学院）

推开厚重的门帘，一眼望去又是阴沉沉的天，叫人喘不过气。"又该收数据了，今天是第 160 份了吧?"我心想着，手里翻动着资料，向着心内科住院部走去。

2023 年是我规培生涯的第一年。6 月，我在心内科认识了我的带教老师史老师，我在她的带领下开始接触科研，并负责目前关于心衰患者睡眠障碍与情绪障碍研究所需的 200 份问卷调查的数据收集工作。

和往常一样，我进入了监护室。监护室里还是熟悉的交响曲，微量泵、心电监护仪、医生查房、家属说话声交织成一片。我拿出昨天筛选好的患者资料开始核对床号。"J5 床阿姨，请问您叫×××吗?"我询问道。阿姨慈祥地笑着说："对，是我，我认得你。史大夫呢?"阿姨慢慢端正了身子说，"我之前一直都是史大夫在管，她很细心，对我的病情也很熟悉，好几次都是她救的我的命，我就想见见她，好好谢谢她!"

阿姨平均每年都有 2~3 次因为心衰入院治疗，这次呼吸困难，不能平卧，入院后查心衰指标远超正常上限，经过治疗现在可以平静交流。在阿姨与心衰的斗争史中，老师如同阳光一样一次次驱散疾病的阴霾，带给阿姨温暖和慰藉。"好的，我会向她传达的，您安心养病，配合治疗，您的康复最重要。我想对您的病情做一个进一步的调查您看您能配合吗？……"

出监护室，来到普通病房。还好，病房中这位中年男性状态挺好，心率正常，心衰指标也不是很高，应该能配合。我问他道："38 床×××是吗？我是咱医院的规培医生，目前在做一个心衰方面的研究，有一些问题想问您，您能配合我吗？""可以，没问题。大夫是这样的，我这个病已经好多年了。从去年的 11 月份，我因为肺上的问题，肺炎嘛，在其他医院住院，后来诊断是冠心病、心力衰竭，心脏放了 3 个支架，一直在住院治疗，当时就感觉我活不了了。后来有一天晚上，我病情加重了，当时一下就没了意识晕倒了，好在抢救过来了。我这是才抢救回来，转院过来。其实我这个病呀，已经很多年了，各大医院都看过了，我知道我只能好好控制，我原本对我的病都是放任不管的态度，抢救回来后啊我就想，我得好好治病，好好活着……"听着他的病程经过，想着他当时的无助和绝望，是参与诊治的医生用技术和关怀给了他希望和勇气，让他感受到生命的可贵，达到目前的治疗效果。

最后一个了。推开病房的门，一位年纪同我母亲差不多的阿姨坐在病床上，呆呆地望着窗外。介绍并征得同意后我开始了我的问题："阿姨您最近心情怎么样呀？"阿姨呆滞的眼神慢慢集中在我身上，眼眶逐渐湿润，诉说道："心情不好。很早之前我就有腿肿，老伴劝我来医院看一看，我一直没来，我害怕到了医院会查出一身毛病，我还不想这么早就没了，家里还有老伴需要照顾。"说着，阿姨拉起我的手，摩挲着问道："医生啊，我这个病是不是不好啊，是不是很严重，是不是治不好了？"她眼巴巴地望着我，似乎想等一个好消息。"阿姨，您这个水肿原因有很多，您现在存在心功能不全的问题，但没有严重到治不了的程度，我们可以解决你身体上的毛病，但心情也是影响疾病发展的重要因素，您要积极配合我们治疗，放松心情，您年纪还不算很大……"我解释道，脑海里浮现出老师病程记录中的"放松心情"的医嘱。原来老师的话语真的没有一句无用的。

因为心理因素、神经内分泌激活、疾病加重等情况，心衰的患者总会有烦躁、焦虑、抑郁等情况出现，因此需要我们及家属给予更多的关心和照顾。跟着史老师参与这项问卷调查，接触了很多这样的患者，我忽然明白了"有时去治愈，常常去帮助，总是去安慰"的真正意义。

结束工作出了门，天空还是阴沉沉的，可是，阳光总是会出现的。有奋力拨开云雾照下来的阳光，有无数在乌云后边努力照亮的阳光啊。好像，阴天也不是那么令人感到压抑了。

生命的回响 坚韧的共鸣

你告诉我，孝顺是什么

文/张珍（全科医学院）

病房里，大家来去匆匆，每个人都有自己的轨迹。我就站在那里，想起了他……

50多岁的老叔说要带着二奶奶转院去某三甲医院，因为那里有更好的治疗药物，实在没有希望再回老家。长辈们窃窃私语老人经历的种种病痛，合计半天，让老叔去了，说是经济上有困难就吱声，大家伙相帮一把。

等我再听到他们的消息时，是二奶奶的讣告。

老叔总是穿着一身皱皱巴巴但干净整洁的蓝色劳保服，几乎快和医院里条纹病号服融为一体。他看起来总是很忙的样子——给瘫在病床上的二奶奶打水洗脸洗脚、按摩翻身、换床单被套……闲下的时候，他会坐在加号病床上，不是沉默寡言地，而是和其他家属聊子女聊人生，还笑嘻嘻地说等我过几年毕业了，给我介绍条件好的男朋友……

那天在医院走廊里，我听见他犹犹豫豫地问医生："大夫，你说我妈这情况我还治不治啊？"

在盛夏的某个晚上，窗户外是不远不近的声声蝉鸣，老叔的声音发颤。他说给母亲办慢病弄医保有多费劲儿，肚皮针每支要好几百，母亲已经70多岁行将就木了，且病情不可逆，无底洞一样的花销，不仅是给他，还有他的兄弟姐妹带来了多大的压力……他眉头深锁，说了很多很多，说完后，沉思良久。

而关于那个问题的答案，医生说为了延续老人的生命，以后治疗费用只会越来越多，而老人的身体素质能不能扛得住这拉得越来越长的战线，谁也不能给出肯定的回答，请他做好心理准备。

我轻声嘀咕："我老了如果变成这样肯定不住院，我要和家人待在一起，吃点止疼药得了。"老叔一出门正好听到，他看着我那种眼神，像是宽慰，也像是纠结。

他虽然没有得到答案，但还是继续地带着母亲去就诊，依旧补窟窿似的搭钱搭时间。他每天只睡四五个小时，给母亲准备新鲜的水果汁，自己只喝医院的稀饭就一小份清淡的蔬菜。他依旧在医院里四处奔波，按照自己的轨迹走走停停。

医生谈话问他想好了吗，他只是不住地叹气："没有。可做子女的不能不孝顺！"说完后，他拿起水盆去接水给母亲擦身子。

死亡真的太残酷，生生割裂了亲人和我们。我们似乎直到现在也几乎从来没有接受过什么死亡教育，面对死亡，我们无能为力，只剩绝望和祈祷。大家惧怕死亡，所以不忍亲人因自己"被迫"长眠地下，其中的苦痛与酸涩只有亲属明白。

不仅是老叔，同样亲力亲为的还有老叔的子女，他们也是夜以继日地陪着老叔守在二奶奶身边。我想，将来在这个问题上，他们会同他一样地说——

"做子女的，不能不孝顺！"

215

生死相依
生命边缘的陪伴

一段跨越 16 年的医患情缘

文/孙甫（医务部）

7 月的一天，室外天气闷热难耐，手术室里虽然保持着恒定的凉爽，但每个人的神经都绷得紧紧的。因为这一天手术特别多，仅骨科就连续做了 2 台脊柱手术、5 台关节手术、6 台复杂创伤手术。我一早进入手术室，一口气忙到晚上 7 点才出来。

回到科室后我习惯性地查看了电脑列表，发现中午新收了一位胸椎骨折的患者。想到患者已经等了好几个小时，一定等着急了，我便匆匆换上工作服准备进病房查看患者。

刚走出医办室，迎面就碰上了患者的责任护士王玉培。"孙医生，你的老朋友来看你了。"她笑着说。

"老朋友？我这会儿还得赶紧去看新患者，没工夫见呢。"

看到我一头雾水的样子，王玉培连忙解释道："今天新收的这个患者呀，十几年前就在咱医院看过病，那次就是你管的，这次知道还是你管她，她还挺高兴的。"

"哦，那我赶紧去看看她。"

"不急不急，"小王接着告诉我，"她知道你那会儿手术还没完，特意叮嘱我，说你太辛苦了，忙完手术吃了饭后再去看她，她不着急。"

护士的这一番话，让我心里暖暖的。虽然做了一天手术挺累的，但患者的理解就如注入了一针强心剂，让我周身的疲惫瞬间消散了大半。

一进病房，一位高高瘦瘦30多岁的小伙子笑呵呵地由椅子上站起来，病床上坐着的是一位面容和蔼的大妈，那腼腆的笑容似曾相识。

我仔细打量了几眼，才辨认出来，这位小伙子在他的妈妈16年前就医时，才10多岁，还是一名中学生，这一转眼，就成大人了。而那时，我刚刚从西安交通大学医学院毕业，来西安医学院第一附属医院工作第一年，正在胸外肿瘤科轮转。当时患者刘大妈刚经过检查确诊为胃癌，在胸外肿瘤科准备接受胃癌切除手术。

当时的刘大妈，成天苦着个脸，医生查房总是爱答不理，护士早上为她抽血时她还不住地抱怨："抽抽抽，一天就知道抽血，人长一点血容易嘛！"她一副拒人千里之外的样子，吓得小护士也不敢多说什么，只能转过身向我们医生诉苦："那个21床，太难说话了，叫做检查也不做，抽血也不抽，还说她这病反正也治不好，做这些也没用，每次都要费好大的劲儿做工作才勉强配合。"

手术前一晚，我值班，晚上例行查房时发现，刘大妈一个人在角落里偷偷抹眼泪。我上前轻声问道："您怎么了？是哪里感觉难受吗？""没什么，没什么。"刘大妈吁了一口气说道。

"没事儿，哪里不舒服您告诉我，看看我能帮上您不。"我就势拉了一把椅子在刘大妈身边坐下，目光正好平行落在刘大妈脸上。

见我一时半会儿没有离开的意思，刘大妈终于犹犹豫豫地开口了："唉，刚确诊这个病，听别人都说是不好的病，我心理上实在接受不了啊。"

"明天就要做手术了，主任让我今晚好好睡一觉，可我心里七上八下的，想到家里的一个儿子、一个女儿，都还小，万一我这手术有个闪失，两个娃就都没人管了……我不想做手术了，现在就只想回家。"刘大妈愁眉苦脸地说。

原来，刘大妈是在担心明天的手术。我仔细看过她的病历，明天也将作为助手跟台，因此对手术的情况也比较了解。"大妈，逃避解决不了问题，您虽然已经确诊胃癌，但这个病目前治疗效果很好，很多人早期发现、早期手术，以后治疗效果都很满意。"我安慰她道，"您这次因为感觉到胃不舒服，就来医院做了胃镜检查，这就很好嘛，及时发现了病灶，这种情况算是很早期的发现。只要把病灶完整切除掉，后续恢复会很快，效果也会很好。"

刘大妈听了，又不放心地追问："那你说，手术了就算治好了？"

"您手术后好好配合，我们共同努力，把疾病控制在可控范围内，就不会影响您的正常生活。您看，同病房的这个奶奶，都80多岁了，她是乳腺癌术后，来科室化疗也有十几次了，精神依然很好，每次来都乐呵呵的。您也可以的，只要像奶奶一样乐观，按时来医院复查、治疗，回家后该做家务做家务，该带孩子带孩子，一样能够好好地生活。"

第二天一早，赵主任带着我们术前查房时，我把患者前一夜的情况向主任做了汇报。来到患者床前，主任先微笑着向刘大妈打了声招呼，然后说："这旁边陪着的是你的儿子吧？多大啦？个子挺高的嘛，小伙子蛮帅气的呢。"刘大妈微微笑了笑，没说什么。主任又问了问刘大妈家里的情况，看她情绪明显放松下来，接着又讲解了病情和手术情况。当天的手术进行得很顺利，我们经过几个小时将癌变病灶完全切除。

后续刘大妈便按照规范的治疗方案按时在科里做相关化疗。这期间，我完成了在医院内的轮转定岗到了骨科，也就再没见到

生命相依　生命边缘的陪伴

221

她了。

不承想，16 年后，刘大妈因胸 8 椎体的骨折再次来我们医院就诊。跨越 16 年时光在不同科室的再次相遇，不禁让我感叹我们之间奇妙的缘分，同时我也为她胃癌术后的顺利康复感到高兴。

而这次相遇，我已经由当年的初出茅庐成长为一名成熟的骨科医生。为刘大妈确定诊断后，我建议她采用椎体成型微创治疗方式，这是一种比较新的骨科技术，只用一根穿刺针向骨折的部位注入医用骨水泥，将骨折碎裂的地方黏合稳定后，在 24 小时内就能够自由下床活动……

当我为刘大妈仔细解释术式时，她说："孙医生，我完全信任你，你说怎么做就怎么做，我完全配合。"

而这一次的手术也很顺利，术后 24 小时刘大妈就下床活动，第二天下午就顺利出院了。刘大妈临走时我正在手术室忙，她没见到我，还再三叮嘱护士，一定要向我转达谢意。

跨越 16 年的这一段医患情，让我的内心感触良多。我慢慢地从曾经的青涩少年，成长为一名合格的高年资医生。这个漫长的过程中，每天都在不断接诊患者，每位患者背后都有一个家庭，有爱他们的家人，有关心他们的朋友。在尽心救治的同时，更多地去关注患者内心的需求，既用技术扶危解困，也用医者仁心为他们的家庭美满、生活幸福增添一种催化剂，这，不正是我们当初选择从事医学的初心吗？

病由心转， 境由心生

文/王敏雯(全科医学科)

“王大夫，给你新收了一位全身疼痛的阿姨。”

周一早上刚交完班，主班护士就拿着17床的病历夹来医生办公室找我。全身疼痛？我脑袋里冒出个问号。要说我们全科遇到的症状千奇百怪，像反复头晕、消瘦、下肢水肿的，甚至还有反复皮肤瘙痒最终确诊恶性肿瘤的。但这种全身疼痛的患者还真不多见。最近有没有受过外伤？有没有风湿或类风湿？有没有肌溶解综合征？一连串相关的疾病在我脑海里冒出来。我一边思索一边急匆匆地走进了她所在的病房。

迎面看到一个短发微胖的中年妇女，正满脸焦急地等待着她的主管医生。看到我进来，她立马开始诉说自己的难受：“大夫啊，你快点看看我是咋了！头疼，每次疼起来脑袋像是要炸开了，脖子疼，肩膀也疼，胸口也疼肚子也疼，四肢还不能随便活动，一动就像要散架了似的，关节也疼得不行……儿子领着我在好多医院好多科室反反复复看过了，都说我没啥大问题，但我这疼痛的症状丝毫没有减轻，反而还更重了，你说说我可咋办啊？”她的儿子也是看在眼里急在心里，带着她四处求医，辗转多处，如今来到了我们全科医学科。

接下来的几天时间里，按照常规诊疗我们还是根据陈阿姨的症状进行了一个全身的化验及检查，从血尿粪常规到肿瘤标志物，从颅脑 CT 到双下肢血管彩超，同样也是"一无所获"——虽说确实也有一些病变，但都是腔隙性脑梗死、乳腺结节这一类的问题，按理说也不会引起陈阿姨这么明显的疼痛。给予营养神经、护胃、止痛等治疗了 3 天后，阿姨仍然浑身疼痛，并无好转。就在第 4 天早上查房时，偶然的对话让我觉得可能找到了阿姨反复浑身疼痛的原因。

那天也是交完班例行查房，但陈阿姨的神情似乎比平时更加沮丧，一点精气神儿也没有，看起来比平时更不想搭理我们。经过我的再三询问，她才说昨晚压根儿没怎么休息，身上疼得她哭了大半夜，家里人都觉得她"矫情"，反反复复做各种检查又没有什么病，还是天天喊这不舒服那不舒服，觉得自己是不是得了什么不治之症大夫不敢告诉她。

与陈阿姨的这次对话，我搜集到的关键词是"沮丧、情绪压抑、独自哭泣"，我猛地一顿，阿姨的症状很可能与心身疾病有关，要知道抑郁和疼痛可是有共同的致病机制啊！

跟我的上级医师倪老师沟通后，我们都觉得应该再继续与陈阿姨以及她的家属分别进行深入的交流。经过询问她儿子才得知，原来陈阿姨 3 年前外出打工时，由于是第一次出远门，人生地不熟的她被骗了很多钱。要知道那可都是她辛苦打工攒下来的。这件事给她造成了很大的精神压力，自那之后就时常反复出现各种身体不适。

当天下午陈阿姨的爱人也从老家赶来了。经过深入交流我们才知道，原来陈阿姨 3 年前竟然已经在外院确诊了抑郁症，还吃过艾司唑仑等抗焦虑抑郁药物。因为儿子是搞计算机技术的，平时工作很辛苦，这件事情老两口连儿子都没有告诉。后来觉得症状好转了，陈阿姨就自己把药停了。之后她觉得跟儿子孙子待在一起比较开心，所以就来西安帮儿子带娃。这段既往病史让我的推测变得更加有可能！

为此我们请了我院精神心理方向的王老师进行会诊。经过对陈阿姨进行躯体化症状评分以及焦虑抑郁评分，显示陈阿姨处于中度焦虑状态、重度抑郁状态。在专业心理医师的指导下，我们给陈阿姨加用了度洛西汀和劳拉西泮，同时积极向陈阿姨分享了提升情绪的"五动"指南：颜动——要笑、身动——要动、言动——要说、眼动——要观、心动——要悟。并告知家属要学会及时识别她的情绪波动，及时给予心理疏导，其效果有时远远超过单纯药物治疗的效果，必要时积极寻求专科医师的帮助。

不可思议的是，把药加上隔天早上再查房，陈阿姨的疼痛症状就明显好转了。又观察了一天，发现她的情绪也比之前好多了，居然不靠止疼药也没有那么明显了，这一顽疾有望解决呀。又过了 3 天，陈阿姨的情绪越来越好，开心地出院了。出院后再随访，陈阿姨现在已经基本恢复正常生活了，甚至还能在带孙子间隙抽空去跳广场舞了！

陈阿姨的全身疼痛症状告诉我们，抑郁和疼痛的关系是非常密切的，两者常常同时出现，疼痛产生的抑郁还有可能导致更多部位的疼痛出现。抑郁障碍的患者疼痛发生率高达 65%，包括头痛、胸背痛、骨盆疼痛、腹痛、四肢关节痛，甚至全身疼痛。因为它们有着共同的神经生物学基础——5-羟色胺和去甲肾上腺素缺乏，这是焦虑抑郁障碍的生化基础，也是疼痛产生的主要原因。

我们全科医生不仅要治疗疾病，更要治愈患者的内心，成为有温度的医生。查房时多问候一声，出院时多嘱咐一句，这些看似平常的举动，有可能让我们的临床工作更加顺利。我也将继续在临床工作上不断反思与总结，透过现象看本质，抽丝剥茧寻找病因，使疾病能更好地被发现和及时处理！

最幸福的事

文/常佳(全科医学科)

　　休完婚假回来第一天，还沉浸在新婚的幸福中，我接到了来自刘阿姨的电话，听筒里传来熟悉亲切的声音："小常，休假结束了没，啥时候回来上班啊？""刘阿姨，我昨天刚回来的，今天正好值班呢。""那太好了！我下午过去找你。"

　　下午，刘阿姨如约而至。"小常啊，看到你朋友圈知道你结婚了，这是阿姨送给你的新婚礼物，祝福你们白头偕老。"刘阿姨笑着递给我一只精美的手工编织收纳盒，那喜气洋洋的大红色、繁复的编织手法、点缀其间的纯白无瑕的珠子，传递着刘阿姨对我的美好祝福、浓浓心意。一时间，我激动难抑，无语凝噎。这一份礼物取材并不贵，但心意却是无价。

　　我与刘阿姨相识已有 4 年，4 年间，因为刘阿姨的婆婆患病住院，阿姨作为家属为其联系检查、安排住院、贴身照料，因此便与我有了很多交集，我们从相识到相知，彼此信任。

　　那时，我刚独立倒班没多久。一天，接诊了一位 80 多岁的老奶奶，奶奶躺卧在平车上由家属护送入院，体形瘦弱，虽然面容看起来很安宁，但脸色却十分苍白。我一看就明白，奶奶的贫血非常严重。详细询问病史后得知，奶奶这次是因为不想吃饭而来，来我们科之前已经过去好几家医院了，也做了一些检查。

正当我想和患者本人进一步交流时，奶奶的儿媳刘阿姨悄悄把我拉到了一旁。

"常医生，我们已经去了好几家医院了，医生考虑可能是肠道肿瘤，告诉我们必须要做个肠镜检查一下，不然没办法明确诊断，但是老太太年龄太大，我们不想再折腾了……"

简单交流后，我大概明白了患者家属的意思。老人已是高龄，患病后来来回回地检查治疗，也将老人折腾得精神愈发虚弱，她的状态家人看在眼里，疼在心里。一家人讨论后，都觉得没有必要进一步做有创的检查明确诊断，那样对老人的身体打击太大，也不想再做其他检查，只需要减轻老人的痛苦就可以，后果他们也可以接受。

看着手里患者在外院刚做的腹部 CT 报告单：肠道占位，肿瘤不除外。我陷入了沉思。虽然明白了家属的意思，但要是不检查清楚，不能明确诊断，治疗的风险就会很高，甚至有可能会适得其反。

查看完患者在外院的所有化验单后，我把刘阿姨叫了过来，说："阿姨，奶奶的情况我已经清楚了，家属的诉求我也大概了解了，奶奶的年龄确实比较大，而且现在一般状况差，也不适合完善肠镜检查，腹部 CT 也是 1 周内刚做的，咱们也可以不用做，但是我建议把相关的血液化验指标（血细胞分析、电解质等）检查一下，因为这些指标是随时会发生变化，而且这些可以指导我们用药以及评估治疗效果……"

听了我的讲解分析，刘阿姨连忙说："可以可以，我们同意抽血，只要不一直让检查就行。不瞒你说，我们去问了两家医院，都说去了所有检查都得重做，花钱不说，还得一直折腾老太太，她自己还不知道自己病情呢。太谢谢你了，常医生。"

生命相依 生命边缘的陪伴

奶奶抽血化验的结果确实不太理想——重度贫血，电解质紊乱（低钾血症、低钠血症）。给予积极输血、纠正电解质紊乱、补液、促进胃肠蠕动、间断灌肠通便等对症治疗后，奶奶的状态较前明显好转，食欲也明显恢复了，5天后就出院回家了。

此后的3年里，奶奶因为肠道肿瘤的慢性消耗及慢性的消化道出血，每隔三四个月就得来住院输血治疗。而刘阿姨因为我们第一次接触时的坦诚沟通、达成共识和有效协作，也对我产生了深深的信赖。

每次奶奶来住院，她都会指名要求我来做奶奶的主管医生。次数多了，一看到奶奶的名字，同事们就会笑着告诉我："常医生，你的'常粉'又来了。"

去年，奶奶走了。刘阿姨告诉我，奶奶走的时候没有遭受太多的痛苦，走得很安详。不过我和刘阿姨结下的情谊却并没有因奶奶的离去而中断。我偶尔会问候刘阿姨，叮嘱她多注意身体；刘阿姨也在默默关注着我，去外地旅游时会给我带回好吃的糖果，看到我的好消息后又给我送来真挚的祝福。

刘阿姨的情谊让我感到了医患之间无比珍贵的互信。作为全科医生，之后我面对临床实践中每一个独一无二的个体时，会更注重的不再是依赖于各种检查报告、影像资料与科学数据的科学主义，而是蕴含着个体化的主体间性的人文主义。这是如今精准医学时代的需求，也让患者和医生因此而受益，赢得和谐医患关系，这正是一名医生最幸福的事。

为生命画上一个有尊严的句号

文/武寿玲（特需医疗与健康管理科）

医学的广袤领域里，生与死的界限时常模糊，每个角落都承载着生命的故事。

前段时间，我们科收治了一位胆管癌Ⅳ期的患者许大哥，他以生命最后阶段的两个月为我带来了一堂深刻的生命教育课。

那是一个如往常一样再普通不过的日子，许大哥被他的爱人吴姐用轮椅推着默默出现在我们面前。"护士，我们办住院。"吴姐一面说一面将住院证等资料递给我。我下意识地看了看蜷缩在轮椅上的患者，只见他低垂着头，几乎看不见脸，身上穿件厚厚的黑色羽绒服，外面还裹了条毛毯，看不出身材但能感受到他的虚弱。

我连忙帮着吴姐将他送入病房，途中他也没有抬头，并且一言不发。到了床旁，打开包裹着的厚重毛毯，我才看出他的身形骨瘦如柴，羽绒服挂在身上显得宽大而空荡。扶他上床时，我握住他胳膊的手明显触到袖管下嶙峋的瘦骨。

当我们准备给许大哥翻身检查皮肤时，他摇摇头。吴姐拉住我轻声说："他身上皮肤其实都还好，就是两侧臀部长了褥疮，腿也有些肿。"吴姐的声音越发地小："他自尊心很强，很在意别人知道他长了褥疮，也不想让外人看见他瘦得这么厉害。"

次日一早我来到病房时，夜班护士告诉我，5床的患者整夜都没让翻身。我推门而入，只见许大哥保持着半坐的姿势，低垂着头。吴姐眼中透露着担忧说："他整夜都这样坐着，躺下就难受，水肿也越来越严重。问他哪里不舒服，他只是摇头。"

我弯下腰，轻声问道："大哥，昨晚疼痛加重了吗？这样坐了一夜，尾巴骨肯定又酸又痛了吧？我帮您换个姿势，垫个气垫圈，可以不？"他微微抬头用余光扫了一眼，见只有我一人，轻轻点了点头。

我和吴姐小心翼翼地为他翻了身，仔细检查了皮肤后，告诉他，他的压疮目前并不严重，只要配合护理，会很快好起来。许大哥的眸子亮了亮。他入院后，这是我第一次有机会观察他的面容：他的脸庞瘦削，隐约可见薄薄皮肤下血管的脉络，两侧颧骨高高突起，面色蜡黄，下颌骨棱角分明，嘴唇苍白干燥，一双灰色的眼睛深陷在眼窝中格外深邃。

我离开病房时吴姐跟着我出来，告诉我："他的病情我们都清楚，也没别的奢求，就是希望能尽量减轻他的痛苦，让他完完整整地走。"

经过与吴姐的沟通，我们邀请了伤口造口护理专家杨护士长对许大哥的压疮进行评估，并选择合适的敷料覆盖创面。"一定要让许大哥在走之前创面长好，满足他完完整整离去的心愿。"我暗暗下定决心。为此，我也查阅了一些关于压力性损伤的文献，了解最新的护理指南，并咨询了整形烧伤科专家的意见，确保提供一个最合适的治疗方案。

许大哥的压疮如我们所期逐渐得到了控制，创面慢慢愈合。每次换药时，我都会告诉他创面的变化。几天后，疼痛感逐渐减轻，他也开始愿意配合我们做侧身等动作。偶尔，他还会关心地问一句："快长好了吗？"我则微笑着告诉他："是的，伤口正在慢慢愈合。"

然而，护士告诉我，5 床的房间从早到晚总是房门紧闭，窗帘也从没拉开过，每次进去都是一片昏暗，总让人感觉十分压抑。

那天，西安迎来了 2023 年的第一场雪。我走进许大哥的房间，他依然垂着头，似乎沉浸在自己的世界里。询问他夜间睡眠和创面疼痛情况时，他还是没有抬头，只是点头或摇头。我告诉他，昨天晚上下雪了，随后便走到窗前，轻轻拉开了窗帘。

大片的雪花在空中纷纷扬扬，地面上已经积起了厚厚的雪，世界一片银装素裹。我转头告诉他："外面下雪了，特别美，你也看看吧。"他抬起头，眼神中透着惊讶。我拿起手机拍了几张窗外的雪景，递给他说："瑞雪兆丰年，一切都会好的。"他看看照片，看看我，眉头舒展了些。

一场雪将许大哥和我的距离拉近了许多，我们的交流逐渐多起来。他告诉我，曾经他也是个特别爱交友的人，闲暇时间还喜欢养养花，觉得生活就该丰富多彩、热气腾腾。可是一场大病却让生活瞬间来了个反转，曾经的一切就像肥皂泡一样破灭了，眼前只剩下冰冷的、可怖的现实。

"我知道这个病没办法了，生老病死每个人都要经历，也没什么害怕的，可是下个月我儿子就要过 18 岁生日了，我希望那个时候我还能陪在他身边，亲眼见证他的成人。"他眼神中充满哀伤地说。

我递给他一杯热水，他双手握住水杯，长长吁了口气："我和我爱人早商量好了，真到了最后，我不愿再有过多的抢救。我不能想象自己被各种管道包围，在刺耳的机器声中受苦。我希望走的时候能宁静一些……"

尽管他一天比一天消瘦，一天比一天还虚弱，但是，他努力配合着我们的治疗和护理，眼底深处始终闪烁着生命的意志。

这天清晨，我步入病房，冬日的阳光斜斜地洒在玻璃上，格外温暖，格外柔和。许大哥罕见地主动向我们打了招呼，因为昨夜

231

睡得很安稳，今天他的气色似乎也好些。就在前一天，我特意让吴姐从家里带来了一套干净的衣物，这会儿帮大哥换上，又为他更换了干净的被套和床单。随后，我帮大哥剃去腮边又长又硬的白胡须。

"这样精神多了。"我端详着他的面容说，"我再帮你理理头发怎么样？"他有些惊讶。我告诉他："吴姐昨天说你想理发，但理发店春节放假，店里人手不足，不能上门，我今天特意把家里备的给儿子用的理发器给带来了。"大哥竖起大拇指，笑了："原来护士长不仅会扎针，还会理发，真是多才多艺。"

阳光透过窗户，洒在我们提前准备好投在电视机屏幕的"生日快乐"字样上，整个病房都笼罩在温暖的光芒里。我们陪伴着大哥，一起为他的儿子唱了《祝你生日快乐》。离开时，护士告诉我，她看见了大哥脸上久违的笑容，还露出了浅浅的两个酒窝，让她感觉到这个病房不再沉闷压抑，而充满温暖与爱。

元宵节过后，许大哥走完了他生命的最后一程。在他病情急剧恶化前，我们到病房为他进行治疗，他用微弱的声音对我们说："这段时间，你们真是辛苦了，白天黑夜地陪伴照顾我，让我有家的感觉，也给了我面对死亡的勇气。"

令我感到欣慰的是，两个月的时间里，我们用专业的护理帮许大哥治好了皮肤的压疮，见证他度过了儿子的成人礼，也在死亡来临时尊重他不抢救的选择，在他生命的最后阶段，尽可能地满足了他的心愿，让他的离去宁静且不留遗憾。

而这，也是许大哥送给我的礼物。曾经，我也是一名每天忙忙碌碌陷于治疗护理中的护士，常常在和死神的拉扯中为逝去的生命叹息。许大哥用他生命最后两个月和我们的相伴告诉我：死，是生的另一面，当死亡来临时，学会从容接受，珍惜身边的人和事，为生命画上一个有尊严的句号。这，也是另一种意义的完满。

不负生命之"重"托

文/刘明明（心胸外科）

生命，多么深邃的话题，饱含世间一切最美好的体验。它可以是能够被毁灭但不能被打败那般顽强，也可以是"亦余心之所善兮，虽九死其犹未悔"那般博大。

从事护理工作已 15 年有余的我，每个朝朝暮暮，行走在抗击病魔的前线；每个春夏秋冬，呵护生命这脆弱的花瓣。千百段故事交织于我们的工作，形形色色，悲喜交加。

那天，我像平常一样来到重病室参加床旁交接班。"J5 床强姐，41 岁，诊断为呼衰、心衰，氧分压低，呼吸机辅助通气，潮气量 700 毫升。因为患者身高 1 米 6，体重 132 公斤，没敢按实际体重调潮气量，目前俯卧位通气 22 小时，比较配合……"这位患者是前天我班上急诊送来的，来的时候精神差，嗜睡，端坐呼吸，口唇发绀，全身浮肿，大汗淋漓，加上她典型的向心性肥胖，气喘得厉害，满脸的恐惧和绝望，紧急上了无创呼吸机……

我走到患者右侧打招呼："强姐，您好，还记得我吗？我是明明。"然而，强姐并没有看我，眉头深锁，满脸忧郁。看着她这么无精打采，我尝试再靠近一点，一只手轻轻抚在她肩上，另一只手握住她的手，问："强姐，有什么我可以帮您的吗？"她眼里泛着泪。我又问："是不是这个体位不舒服？"她轻轻摇了下头。我紧接着问："是不是嘴里插着管子喉咙不舒服？"强姐挣扎着点头。我再问："您能写字吗？这样我好帮您。"她眨眨眼示意可以。

我把她约束着的双手松开，把纸和笔放到她的手上，把床头再摇高了一点。也许是因为双手被约束得太久，也许是病情致太过虚弱，强姐好不容易握住的笔还没写出第一个字就掉了。她的泪水又滑落下来……我把笔捡起来，用手扶着写字板，道："别着急，不要灰心，我们再来，慢慢写。"

强姐握着手中的笔，吃力地、东倒西歪地写着："肚子饿、喝水。"我蹲下来，紧紧握着她的手，道："现在带着气管插管，暂时还不能喝水吃饭，我们会用口腔护理、湿润嘴唇来减轻口渴感。再坚持坚持啊，等肺功能好一点就会给你拔管。"

她失望地写下："我还能自己呼吸吗？"她的疑惑与无奈让我不禁想起一些早期没有得到规范治疗的类似患者的预后，他们经历数次脱机上机，一次次怀着希望又失望，有的甚至因呼吸衰竭而走向生命的终点……我希望通过自己的努力，配合医生为她进行个体化的治疗护理，给她一个不一样的未来。

我紧紧握着强姐的手："肯定能！您还这么年轻，积极配合医生治疗，病情会好转的。您看，呼吸机的参数也不高，拔管的机会很大，有很多治疗方法都可以改善心肺功能，比如现在俯卧位通气。您知道吗？把你转换成这个体位，我们需要 10 个医护人员。有这么多人为你的康复努力，你也要对我们有信心，更要对自己有信心！"听了我一番话，强姐紧锁的眉头稍稍舒展。

10 天之后，强姐的病情好转，我们给她拔掉气管插管改经鼻高流量吸氧。她带着些许嘶哑的声音开心地说："我终于又可以自己呼吸了，谢谢你对我的鼓励！"

拔管后，我指导强姐进行有效咳嗽、咳痰、吹气球……同时她也开始由护士陪护着下床活动。康复期间，每天强姐都会主动和我交谈，拉拉家常，还时不时给我们做个比心或点赞的动作。每逢此时，我内心里就涌上阵阵的温暖……

昨天，我们为强姐称了体重。治疗的这段时间，为了她更好地康复，我们同时采取了药物、饮食控制等一些减重的方法。因此，当体重仪上的数值跳出来的时候，在场的人都差点欢呼起来——入院半个多月时间，强姐瘦了16公斤！

强姐开心地拉着我的手说："我太幸运了，本来还打算要手术减肥，没想到这次一举两得，你们不仅给我把病治了，还帮我把体重减了这么多……"说着她流下了激动的眼泪。一旁她的爱人也笑得合不拢嘴："我天天给她鸡汤、鱼汤喝着，竟然还减了这么多，那再住上1个月！"我赶忙说："那要看强姐愿意配合我们不。""愿意！"她立刻接上话。我又道："那就对了，那我们给你做个见证，以后都要按我们的食谱饮食，出院后也坚持良好的饮食习惯啊。""我看行，回家我监督她。"强姐的爱人笑着说。

强姐住院这段日子，我格外关注她的病情变化，亲眼见证了她心态的转变、身体的康复以及体重的变化。当体重之重遭遇生命之重，我们医护人员身上的担子也更重了，我们用爱守护，不负重托，用心用情用力重启了患者幸福健康的生活。

手术台上的生命之歌

文/何娟（介入诊疗科）

背负沉重的铅衣，挥汗如雨，和死神赛跑，拯救一个个鲜活的生命，是介入诊疗科医护的真实写照。所有危重患者对生命和健康渴望的眼神，总是牵动着每一位介入科医护人员的心。

清晨，太阳初升，忙碌的一天如约而至，各班护士正有条不紊地为一天的手术做着准备。急促的电话铃声打破了少有的宁静，电话那头传来急促的声音："急诊科有位危重的急性心肌梗死患者马上送来手术。"

大家迅速行动，立即做好"战斗"准备。急救药品、除颤仪、监护仪准备到位，DSA 准备就绪……大家各司其职，随时准备对急诊患者的救治。

"嘀、嘀、嘀……"随着远处监护仪的声音逐渐清晰，只见急诊科医护人员推着转运床，快速奔向导管室。

转运床上的患者叶大叔，满身大汗，面露痛苦，双手捂胸辗转反侧。身边的妻子和女儿束手无策，默默流泪。"绿色通道"门口等待的护士注意到这一情况，轻声安慰着家属："请你们不要着急不要担心，我们很快安排手术，一切都会好的！"在场的医护人员也都安慰道："阿姨，您不要着急，手术很快就会做完的，您和姑娘坐在等候区先休息一下。"

消毒铺巾，麻醉穿刺，心电监护……一切都快速完成。几分钟后，叶大叔的冠状动脉造影结果显示：左冠状动脉主干完全闭塞。这说明他的病情非常危重，死亡风险极高。此时大家心情都很沉重。

当叶大叔的妻子看到影像显示的病变血管，听到医生解释病情后，直接"嗵"的一声跪在了地上，含泪说道："医生，求您救救我的爱人吧，我的女儿还小，我们家不能没有他。"

他的女儿在旁边也泣不成声地说："医生，我今年刚考上大学，开学后爸爸还要送我去上大学呢，求您一定要救救我爸爸。"

大家双眼都湿润了，但作为医务人员，必须很快调整好各自的情绪，迅速开始手术。

叶大叔似乎也感觉到了自己病情的严重性，哽咽说道："护士，你帮我叫叫我女儿，我想看她一眼，你让我看看她吧！"

看到女儿的那一瞬间他哭了，眼泪顺着脸颊流到了手术床上。他一句话都没说出来，只是深情地望着女儿，生怕这是最后一眼。

女儿含泪鼓励着他："爸爸，我和妈妈在门口等你。"妻子也轻声说道："老公，我爱你！坚持住。"此时手术间非常安静，大家都在和死神抢时间，只有监护仪发出嘀、嘀、嘀的声音。

"医生，我能为你们唱首歌不？"这时叶大叔突然说道。

"唱吧。"主任轻声说。

"山丹丹花开，红艳艳……"一首回肠荡气的陕北民歌在导管室回荡。

经过大家齐心协力，叶大叔被堵塞的血管完全开通，血流也恢复了，胸痛症状缓解，生命体征平稳。

出院时，叶大叔和家属特意来到科室感谢当日的手术团队。

他说："健康太重要了，生命太宝贵了。以前我从没有觉得，这次生病我才意识到生命的可贵。躺在手术台上，当时真的害怕，真怕自己就那么走了，活着真好！"

是啊，生命多宝贵啊！我们每个人都该注重自己的健康，敬畏生命，珍爱生命！不管是在每个阳光明媚的清晨，还是夕阳西下的黄昏；不管是每次嘴角上扬的微笑，还是眼眉低垂的伤心；不管是生死攸关的危难时刻，还是鸡毛蒜皮的琐碎日常生活，我们都该珍视我们自己的健康，珍爱我们的生命，我们要永远积极向上，让我们的生命之花永远开得如山丹丹花一般娇艳和鲜活……

老去的独立与尊严

文/符江峰（全科医学科）

初见李奶奶是在一个忙碌的早上，是女儿陪她来的。那天早上病区里像往常一样人头攒动，声音嘈杂。

"符医生，来了个患者，这是她的门诊病历。"护士在一堆人中呼喊着，从人缝中把病历夹递给我后立马转身就去忙别的事了。李奶奶在女儿的搀扶下颤颤巍巍地来到我面前。我指着旁边的座椅示意她俩坐下，我顺势坐在旁边。

李奶奶已经80多岁了，脸上，特别是深邃的眼睛周围布满时间的痕迹，灰白的头发整整齐齐，一看就是精心梳理过。她女儿和她一样，穿着虽然朴素，但整齐干净。

"李奶奶，您怎么不舒服了？有什么需要我帮您的吗?"我问道。

"最近老是觉得心慌，胸口憋得慌，尤其是晚上，只要一躺下就难受得睡不着，有时候还会咳嗽几声，吃饭也比以前少多了。"李奶奶无奈地说道。

"多长时间了？有痰吗?"

"大半年了吧。有痰，但比较少，有时候红红的，像泡沫一样。"

我看了一眼李奶奶的双腿，像两根白萝卜一样。我挥挥手示意让女儿将李奶奶搀扶进病房。她女儿面无表情地扶起母亲，嘱咐她走路小心。李奶奶每走几十步就气短得厉害，需要停下来休息一会儿。我和一个规培生一起跟在后面，看着她俩相依而行的样子，不禁让我想起了小时候母亲扶着幼儿学走路的场景。回到病房，经过大概半小时详细的了解和检查，我已经大概知道李奶奶的状况了。

"李奶奶，我知道您的情况了，您的病不严重，就是心脏可能有点小毛病，您不用担心，很快就会好的。"我安慰她。

"符医生，那我需要注意什么吗？"

"这两天您就不要下床，大便的时候不要用力，多休息就可以了。那您先休息吧。"我回答道。"阿姨，您30分钟后来找下我，需要您签个入院告知书。"我转头对她女儿说。

"好的，医生，我一会过去。"她女儿答道。

我离开病房，心里嘀咕：她女儿怎么不问我她的病情呢？我想着就来到护士站，告知护士需要关注李奶奶的症状和体征，随后处理了下李奶奶的医嘱。

半小时后她女儿如期而至。

"医生，我妈到底是什么病，严重吗？会不会有生命危险？"她女儿一看到我就迫不及待地问，她的眼神里传递着害怕与恐惧。

我终于明白了，原来她刚才只是在强作镇定，不想在她母亲面前自乱阵脚，其实真的很担心她母亲的病情。

"您请坐。"我对她说道。

她坐在长凳上，不停搓着自己的衣角，目光跟着我移动，生怕我跑了一样。

"阿姨，李奶奶平时和谁生活在一起啊？"我问道。

"她自己一个人。我爸早几年就去世了，我工作也比较忙。如今她年纪也大了，我怕她一个人照顾不了自己，想接她和我一起住，但她不想和我们同住，怎么劝都没用。她脾气是出了名的倔，大概是怕麻烦我吧。"她叹了口气，无奈地说。

"哦，理解，父母都是只懂得付出，不求回报，可能是做父母的本性吧。"我答道，"奶奶这次的病其实还是挺重的，可能是心力衰竭。"

"啊，什么是心力衰竭，是不是心脏坏掉了啊？能不能治好啊？"她着急地问。

"心脏就像一个泵，我们身上流着的血都靠这个泵，泵的功能不好了，泵出来的血少了，身上的血都淤出来了，腿就肿了，她之所以咳嗽就是因为肺也肿了，只是我们看不到而已。"我形象地向她解释。

她似懂非懂地点点头。

"这个病经过积极的治疗是可以改善症状，提高生活质量的。其实这也就是这种病治疗的主要目的。"我继续告诉她，"但是也有潜在的风险，会发生心律失常，甚至猝死的风险。"

她的神情突然变得凝重起来。

"不过您放心，经过积极的治疗，这种风险会降到最低。患者心情愉悦也很重要，俗话说'笑一笑十年少，愁一愁白了头'嘛。"我笑着安慰她。

"好的，我知道了医生，谢谢您。"她客气道，签完字就回到病房去了。

每天早上查房，我总能听到李奶奶女儿爽朗的笑声，以及李奶奶轻轻的笑声。有时还能看到李奶奶被她女儿搂着肩膀坐在床沿上，两人一起直勾勾地看着窗外发呆。

"李奶奶，最近感觉怎么样啊？"过了四五天的时间，一天查房的时候我问她。

"医生，谢谢您！我好多了，现在晚上也不咳嗽了，睡觉也好了，吃饭一顿能吃好多呢。"李奶奶笑着跟我说。

李奶奶的笑是不露牙齿的笑，嘴角上扬，眼角布满了皱纹，笑得那么真实自然、发自内心、天真无邪、充满童真，看了让人如沐春风。

"那就好，您看您女儿对你多好啊，您和女儿一起生活，还可以照顾您，多好的。"我调侃道。

"我从年轻的时候就好强，从不求人，年纪也大了，性格改不了了，身体虽然不比以前，但是还可以照顾自己，不麻烦女儿。"她说道。

"唉，妈，您又来了！"女儿无奈地摇摇头。

"李奶奶，您怎么舒服怎么来，但是一定要照顾好自己啊。"我笑着说。

"这个病是慢性病，但是可能会急性发作，平时不要劳累，注意休息，不要情绪激动，保持一个好的心情，也不要着凉感冒了，大便也不要用力，有啥不舒服一定要记得给女儿打电话。"我继续再次嘱咐。

"医生，非常谢谢您，这次住院我不但身体得到了恢复，最主要的是心情也好多了，前所未有的好。这不单是因为我女儿的照顾，更因为你们的细心治疗。下次住院我还找你可以吗？"李奶奶感激道。

"当然可以了，但是我还是希望您能健健康康的，永远不用来医院。"我笑着说。

3 天后李奶奶出院了。

出院那天，我再次嘱咐了她吃药的注意事项，李奶奶和她女儿都要了我的电话。她是自己走的，她女儿要搀扶她，被她拒绝了，像是在向我们炫耀她的身体依旧很棒。

此后李奶奶和女儿给我打过几个电话，就是报个平安，逢年过节问候一下。

离上一个电话大概 3 个月时间，她女儿突然给我打了一个电话，一周前的一个夜里李奶奶上厕所，不小心滑倒了，大概是磕到了头，第二天发现时急忙送到医院，已经没有了呼吸。

我挂了电话久久不能平静，我想她肯定是去了天堂，因为那里的人没有痛苦，只有快乐。

如果生命终将逝去

文/杨琳(重症医学科)

"杨医生,小静她走了……我们想搏一把,没有赢,但还是谢谢你们让我们在最后这段时间能多陪陪她,也谢谢你们为她做的努力……"电话那头,小静的爱人声音低哑、疲惫,又充满着难抑的悲伤。

隔着电话线,他的悲痛情绪仍然瞬间感染到我,我心头涌上一阵阵哀伤,只能一迭声地说:"请您节哀,请您节哀,您已经尽全力去给小静救治了,只是她的病太过凶险,预后实在不好。她也十分痛苦,现在离开对她来说也是一种解脱……"

放下电话,我的情绪久久难以平复,但同时,也有一丝小小的庆幸。幸好,幸好,我们在 ICU 严格的管理制度与患者的情感需求间倾向了后者,让这个可怜的姑娘尽可能多感受到一点家人的陪伴;我们也在有限的医疗技术中,竭尽全力地与她共搏一把。即使是输了,也没那么遗憾。

初识小静是一个周四快下班的时候。当时,护士告诉我刚刚从心内科转来的那个乳腺癌骨髓转移的患者指脉氧测得不准,我来到床旁,想看看怎么回事。我发现躺在病床上的,是一位文静的年轻姑娘，她怯怯地告诉我："年前，我做了美甲，想美美地过个年，我不知道住院不能做这个。不过，我抠了一个美甲。"小静说着，递给我一只手："喏，这个手指可以测。"

小静因为心衰合并呼衰，血氧难以维持，监护仪上的数字久久徘徊在象征警戒的鲜红色，难得有转绿的时候。报警声虽然已调至最低，仍然像一记记闷锤，一下下敲击着我们的心，令人焦灼。我们将给她的经鼻高流量氧的浓度已经调到70%，她的血氧还是维持不住，监护仪界面上的那一抹绿色就像她病情好转的希望一样缥缈不定，闪现一瞬随即又消失不见。考虑到小静合并持续肺动脉高压，已经出现严重的低氧性呼吸衰竭，病情极其危重，主任决定为其行一氧化氮持续吸入，并且为减轻其经济负担，也申请为其减免了本项目的治疗费用。

虽然小静非常年轻，才刚刚29岁，但实体瘤细胞已浸润骨髓，使得骨髓造血功能严重受损，目前并没有太好的治疗手段；而且她还合并有严重的肺动脉高压、心衰、呼衰、多脏器功能衰竭。我们也只得先积极对症治疗，边治疗边观察病情是否可以逐渐平稳，再看有没有机会针对原发病治疗。

小静的爱人治疗态度十分积极："杨医生，该做啥检查用啥药，我们全家都会倾尽所有保障。"

在我们的共同努力下，小静的病情一度好转，气短症状明显改善，呼吸机的氧浓度一路下调至40%，升压药也逐渐停用了。她的脸上开始浮现笑容，当我查房时，还问我："姐姐，我能不能喝果汁？我好想喝果汁呀。""等我再好一点，是不是就能转到普通病房去了？"她的眼睛里闪烁着期盼。

虽然我很清楚，小静的病预后极差，以目前的医疗手段基本上已回天乏术，但清楚实情的我仍然和不明实情的小静一样抱着希望，道："我们再努努力，让呼吸机参数再下调些，吸入一氧化氮的浓度也降低一点，就能去普通病房了，能让你爱人孩子陪在身边了。""我都听姐姐的，一定好好配合。"小静乖巧地点头。

可是，虽然已经积极输注了大量血液制品，她的血红蛋白和血小板却总也补不起来，还出现了酱油色尿，胆红素也越来越高。小静出现了溶血性贫血。考虑与原发病肿瘤浸润骨髓相关，也不除外 EB 病毒感染诱发感染相关的嗜血综合征。

我和蔡老师、周主任再次探讨小静的病情，调整药物治疗方案，尽量降低药物可能造成的脏器损伤……斟酌治疗方案的同时，我们也聊起了小静对疾病的知情和会有什么想法。

"如果是我，得了不治之症，剩的时间不多了，一定想第一时间知道实情，好安排后面的日子该怎么过，尽量不留下遗憾。"蔡老师说。"下午时让小静家属进来陪陪她吧。她转到普通病房机会渺茫，如果生命最后时光也没有家属陪伴，确实太可怜了。"周主任也说。

于是中午我再次和小静爱人谈话："小静病情危重，是时候告诉她真相，这样她有什么心愿也来得及说出来。""……好。"他半晌艰难地吐出了一个字。"能不能让孩子也进来见见妈妈？"他接着又问。"可以，可以，但一定要保护好孩子。ICU 环境复杂，耐药菌感染的患者比较多，要给孩子做好充分的防护。"我叮嘱他。

下午 ICU 里患者床旁拍片工作结束后，我带着小静的丈夫和她 4 岁的宝宝走进病房。宝宝穿着爸爸用雨衣裁剪改造的防护服，一只小手紧紧拽着爸爸的手蹒跚走进 ICU。看着他稚嫩的脸庞懵懂的眼神，我内心升起一阵怜惜，他还不能理解，再和妈妈见面讲话的机会不多了……

探视后，小静的爱人告诉我，小静的求生欲十分强烈，想要再去其他医院搏一把。这是小静个人的意愿，我们也期盼会有奇迹出现。安排好转运和接收后，次日小静的家人便陪着她转院了。我将她的诊疗小结和相关检查结果悉数发给她的爱人，并在心里默默祈愿，希望她有机会活下来。

当天下午，小静丈夫打来电话告诉我，小静抢救无效去世了。他努力克制着自己的情绪，说谢谢我们。一时间我也很难过，不知该怎么去安慰他。我自己也是初为人母，无法想象，如果自己离去，孩子和家人该多么难过。

和小静相处的时光是短暂的，我们能为她做的也十分有限。作为一名 ICU 医生，常有在复杂难治疾病面前现代医疗技术还不能完全攻克的无力感，因此也常换位思考：如果我是患者，此刻最需要的是什么？

而小静，如此年轻如此勇敢，她以不到最后一刻绝不放弃的执着，也再次提醒我生之宝贵。

生命有长有短，我们不能决定生命的长短，但在有限的生命里，我们可以决定该怎样和身边的人相处，趁一切还来得及，珍惜这仅有一次的人生。

让爱延续

文/张倩（心血管内科一病区）

　　那年，曾陪伴过我幼年时光的亲爱的奶奶因为心肺疾病病重。当时的我，已经成为一名工作一年的青年护士。因为奶奶的原因，我对所护理的患者，尤其是老年人，总是感到莫名亲切，常常愿意在工作的间隙，停下脚步，问问他们有什么需求，与他们拉拉家常。

　　一个夜班，我接班走到一位老奶奶的床边，正打着手电筒填写巡回卡。"小姑娘，你夜班？"耳边传来一个和蔼的声音。"是呀，奶奶，您怎么还不睡觉？""我睡不着。"奶奶瘪着没牙的嘴轻轻笑了。

　　"奶奶，是不是今天刚刚从监护室转出来，还不适应病房的环境呀？您别紧张哦，转到病房说明病情好转啦，很快就能出院回家了呢。"我拉着奶奶的手，轻声安慰她，"我晚上会经常过来看您，您放心睡吧。"接完班，我又回来，看到奶奶已经安静地入睡了。

　　这位奶奶和我的奶奶年纪相仿，都是80多岁高龄，眉眼又都是那样慈祥，夜间和她的这段简单对话，让我不禁深深想念自己的奶奶。

当时，我的奶奶因为多器官功能衰竭，已不能下床，全身浮肿，也不吃不喝，只能依靠静脉输营养液补充生命所需能量。由于长时间输液，奶奶的手背、脚背都是密密麻麻的针孔，几乎没什么可以扎针的血管了，不得不置入深静脉管。

为了能很好地照顾奶奶，爸爸、大伯还有姑姑兄妹几个排了班，轮流值夜，贴身守护着奶奶，每一个小时就为她翻身一次。有长辈们的细心照料，擦浴、翻身、拍背，奶奶病情虽重，但全身都干干净净的；身体虽然浮肿，皮肤也一点没有压伤。我只要一休假，就赶回家帮着爸爸他们一起照料奶奶。

小的时候奶奶经常接送我上下学，大手牵着小手走在回家路上，路过小商店时会停下来，夏天就给我买一个甜滋滋的冰激凌，冬天则是一个热腾腾的烤红薯。那些简单快乐的时光，如今一去不返。我已长大，有能力有责任照顾他人，而奶奶也苍老得需要亲人无微不至的照料。

思亲心切，下了夜班，我就匆匆赶回老家。已经是 8 月立秋后，但天气还是十分炎热，回到家中，只见房门都开着，房间里静悄悄的，奶奶在屋里小床上正睡着，还输着液体。我轻手轻脚走进去，悄悄坐在旁边的凳子上，翻看着药品说明书。

这时，妈妈和姑姑推门进来了，她看见我惊讶道："倩倩啥时候回来了？怎么没打电话？""我想奶奶了，今天不上班就回来看看。""别担心，奶奶有我们大家呢，你就安心好好在医院上班，平时那么忙的。家里这么多人，你还怕照顾不好奶奶吗？"姑姑快言快语地说。

奶奶醒了，看见我，问："倩倩咋回来了？""奶奶我想你了，"我撒娇道，"上次我从家走的时候，您身体就不太舒服，我上着班心里老惦记着您。您现在感觉好点没有呀？""我倩倩有心了，这么热的天还往回跑。吃饭了没？让你妈妈和姑姑去给你做点好

生命相依　生命边缘的陪伴

249

吃的。"

妈妈和姑姑去厨房忙活了，我就坐在床边陪奶奶聊天："奶奶我扶您坐一会儿吧，稍微活动活动筋骨，躺时间长了胳膊腿都僵硬了。""好，好，大医院肯定很忙吧？"奶奶一边在我的搀扶下坐起来一边问，"你看你瘦的，再忙也一定要好好吃饭，牛奶鸡蛋都吃上，要有好身体才能好好工作啊。"

即使自己病得十分虚弱，奶奶依然惦记着她最疼爱的孙女有没有好好吃饭、累不累。

我说唱："奶奶，您说的话我都记着呢，我会照顾好自己的。倒是您，一定要好好养病，好好吃药，等您病好了，我就带男朋友一起回来看您，您可得给我参谋参谋！""有我孙女这话，奶奶一定要好好活，要看到我倩倩结婚的那一天！"我和奶奶都笑了。

妈妈她们饭做好了叫我，奶奶说："快去吃饭吧，倩倩，你给我看下你爷爷回来了没，我想小便了。""我来吧奶奶，不用叫爷爷。"我一边说一边赶紧拿起便盆准备帮奶奶如厕。"不用不用，"奶奶用手挡着我。"没事儿，我在医院经常做这些事，可老练了！"

我一手轻轻托起奶奶的腰，一手将便盆放进奶奶身下，等她解好小手，取出来又细心帮她擦拭干净。"我孙女真是长大了，能干得很嘞。"奶奶笑着夸奖我。

轮休的两天很快就过去了，我得赶回西安上班了。临走时，奶奶还不忘叮咛我说："倩倩，下次回来给奶奶带上男朋友哦。"

一个月后，正上班的我接到家里打来的电话，那一头爸爸告诉我说，奶奶情况不太好，让我请假回家。我向领导说明了情况，和同事交接好工作，还没来得及动身，又接到堂妹打来的电话："姐姐，奶奶走了……走的时候我们都在身边，奶奶很平静。"

放下电话，我的眼泪止不住静静往下流，还没来得及回家见上最后一面，奶奶就这样离开了。但同时，我内心也莫名平静。我知道，虽然最后的一段时光我不在奶奶身边，她却不会怪我。因为，在她生命的最后时光里，我已尽己所能给了她陪伴照顾，她也给了我关心和温暖。在儿孙环绕中离去的奶奶，一定是心满意足的。

在我的成长过程中，奶奶给予我那宽厚深沉的爱，还有爸爸他们兄妹齐心照料老人的行动，都深深地影响着我，成为我一生的财富。

我会将这爱和行动延续下去，化为照料关怀他人的力量。每当在工作中遇到需要帮助、安慰的患者和家属的时候，我会用温暖的话语、体贴的行动，让他们在疾病的苦楚中，感受到被关心、被帮助，能够更安心、更坚强一点。我想，我每一次小小的温暖举动，天上的奶奶一定都能看得见，并露出赞许的微笑。

温暖沁人，病房里的"小太阳"

文/苟碧柳（神经外一科）

"医院里的大夫老大方了，见面就送我一只'手镯'。蓝底飘花镂空镯子配上我珠圆玉润的小手，不要太合适了！"患者大姐看着自己的住院手腕带调侃道。

"不就是肩周炎红外线治疗嘛！硬是让人做出了去马尔代夫度假的感觉！"

"你看一大早帅气的医生和漂亮的护士小姐姐就来看我了！"

"来吧，姑娘，你眉清目秀的，姐给你修个眉毛，你会更漂亮！我可是专业美容师，你看这是我的从业资格证。"

……

这是那位穿着粉色睡衣的患者大姐，留在我脑海的一帧帧生动画面。我想记录下她的故事，鼓励遇到困难时的自己，以及遇到困难时的你。

前些天，我们科来了位患者，引起我注意的是她每天都穿着粉色的睡衣，喜欢和病房的人热闹地聊天。她让我明白"天使"这个美好称谓不仅仅指医护人员，也指任何一个善良平凡、积极向上、给人以触动的普通人。

这位大姐 51 岁，中等身材，弯眉大眼，肤白唇红。似乎岁月的刀劈斧砍未能在她的面容上留下痕迹。她原本是来疼痛科治疗肩周炎的，没想到一检查，7 年前曾经手术治愈的垂体瘤，近期又复发了。为了减轻她的心理压力，护士长叮嘱我们要多关注她的心理护理。在肩周炎经治疗好转后，她转到了脑科病院神外一病区做了垂体瘤切除术。

为了不影响她的爱人上班，术后三天大姐就开始下床活动。她很坚强，很快就能生活自理，术后恢复得也特别好。她说自己的眼睛看东西更清晰了，视野也宽广了，像是从黑黑的山洞里走出来，眼前一片明亮，以后再也不用担心看错车号而坐错车了。她转入普通病房后还经常鼓励其他患者及家属，帮他们树立战胜疾病的信心。

我很好奇是什么原因，让看上去如此柔弱的女子遇到这样麻烦的脑部疾病却表现得坚强从容。这一天下午，我忙完手里的工作便来到她的床旁想和她聊聊。得知我的来意，大姐很开心地和我聊起了她的故事。

她从小家境优渥，父母疼爱她，从不让她干任何家务活。不料，在她 18 岁时，父亲突然一病不起，经过两年的医治依然还是撒手离世。作为家中的老大，她从此挑起了家庭的重担。为了生活，她摆过地摊，学过医学美容，学过烹饪，学过服装设计，并开了自己的毛衣店，如今她又顺应时代的潮流尝试着开了网店。在不懈的努力下，日子一天天好了起来。

生活就这样平静而幸福地过着，却不料，7 年前她因头痛难以入睡，经医院检查发现患了垂体瘤，便做了手术。手术很成功，术后恢复得也很好。但今年她又时常头痛难以入睡，检查后发现垂体瘤复发了。

这次手术后，当得知自己恢复得很好时，她显得非常兴奋，说她还想再好好打拼几年。旁边的病友劝她道，别这么拼，钱是

生命相依　生命边缘的陪伴

挣不完的。她摇摇头说："我不是为了挣钱，而是要做个对社会有用的、有价值的人。"此时她的眼睛里闪着坚定的光芒。

时间一天天过去，快到大姐出院的日子了。她依然喜欢穿粉色的睡衣，喜欢和病友们热络地聊天，喜欢给我们护士还有护工阿姨修眉。她的身上就像有着源源不断的魔力，总会让与她相处的人感到快乐和轻松。

出院那天，她和所有的护士小姐姐、主治医生以及她的病友、陪护阿姨们拍了合影，并来到护士站满怀深情地对我们说："医生和护士都是天使，谢谢你们！"看着她离开的身影，我被她积极向上的生活态度深深打动。希望她一直健康快乐地生活下去，继续做她身边每个人的天使！

那天之后我看见她发的朋友圈写道："感谢这次住院认识的所有人。"我突然明白不只是医护人员可以称之为天使，她也是。她是给身边人以温暖，让人感受到积极生活态度的天使……

聚点点繁星， 筑璀璨医途

文/严爱爱（全科医学院）

"辛阿姨，我辛苦了一辈子，现在年纪大了，干不动了，儿子交够了钱，就是让我在这儿享福安度晚年的！我想吃一个馒头怎么了？"

夏日的阳光刺眼灼热，闷热的气息使人们的心情也变得烦躁不安。张大爷是一个脾气略倔的小老头，有时候像小孩子一样，他想要的东西总是想着法地要拿到。说上面这段话时，满头花白、年近 74 岁的他，正拄着拐杖靠着墙，面色不悦。

"张叔，不是不让您吃，您有糖尿病，要控制饮食的，今天早上测的血糖还偏高……"一旁的护理员辛阿姨额头上缀着细密而晶莹的汗珠，急急解释着。

"我今儿就是要再吃一个馒头，你就说能不能给？"不等辛阿姨说完，张大爷便怒气冲冲打断辛阿姨的话。

"张叔，您刚吃了一个半的馒头，这会散散步，等会儿你饿了我再给你拿，好不好？"辛阿姨耐心劝说。

只听咚的一声闷响，张大爷重重将拐杖砸在地上，声嘶力竭道："我就想现在吃，小小一个养老院，连块馒头都舍不得？！"沙哑的声音在长长的走廊里回荡。

辛阿姨赶忙走过去，挽着张大爷的手臂，安慰道："您别生气，动怒对您身体不好……"谁知张大爷丝毫不领情，猛地推了辛阿姨一把。辛阿姨一个趔趄，差点跌倒在地。

这一推，可是让辛阿姨寒了心，她深感委屈，觉得自己平日尽职尽责，细致认真地照顾着老人的生活起居，明明也是为了张大爷的身体着想，他怎么能这样不理解不配合？她越想越难过，眼泪止不住地在眼眶里打转。

面对这样的情形，我也不免有些张皇失措。如今社会老龄化趋势越来越显著，国家也更加重视老人的晚年生活，深入实施健康中国战略，也大力提倡医养结合。因此，我大二暑期社会实践时，就选择在老年公寓做一名护士助理，好歹也算跟自己的临床专业挂钩。但此时的情况我还是第一次见，真是束手无策，不知如何是好。

王护士听见争吵声，也急匆匆出来看。正在这时，一个梳着利落麻花辫、脖挂听诊器、身穿白大褂的身影闯入围观的众人视线中——是张医生来了。

别看张大爷倔脾气，偶尔也会有点急躁，可是在张医生面前，却十分温和有礼。听王护士说，之前有一段时间，张大爷早上起床后就感到心慌无力、胸闷气短，但他心里害怕自己身体真有大问题，远在外地忙着工作的孩子们又该担心了，于是就讳疾忌医，总是自己骗自己说没事，也不愿告知他人。恰巧这天张医生查房，三言两语中就看出了张大爷的问题。经过仔细查体，张医生安慰他说，不是严重的病情，让他别胡思乱想，放宽心情；接着为他对症开了药，并嘱咐王护士做好连续的血压与血糖情况监测。一周以后，张大爷之前的不适一扫而空，心里的担忧也放下了，心情好了，也变得爱说爱笑起来。自此，张大爷就觉得张医生医术高明，妙手回春，逢人就夸张医生人品好、医术高，打心眼里敬重她。

张医生走过来，一手扶着张大爷的胳膊，一手轻轻拍着他的肩膀，笑眯眯地询问："张大爷，什么事这么惹您生气啊？走廊这么热，咱回房间歇歇，您给我说说，我帮您评评理。"

看见张医生和善亲切的笑容，张大爷的怒火消了一半。他听话地点点头，颤颤巍巍地在张医生的搀扶下走进房间坐了下来。

了解事情的来龙去脉后，张医生仍然温柔地笑着解释："张大爷，护理员不是不让您吃馒头。您老患有糖尿病，虽然一直口服着降糖药，但是咱的治疗就像建高楼，而饮食疗法就是打地基，对于控制病情很重要的。我们要控制饮食，少食多餐，给身体减减负担。平时没事也多散散步，适当锻炼对身体很有好处的。您看护理员也是之前听我说过，记在心里了。人家把您的健康看得重要，所以才会管着您。您看，要不要和人家握手言和呀？"

张大爷听完，若有所思地点点头，瞬间又脸红了，给一旁的辛阿姨说："辛阿姨，我知道你是为我好，今天我不该和你吵架，对不住了。"

老小孩，老小孩，脾气来得快去得也快。二人前嫌尽释，之前的愤懑和委屈都消散了，房间的气氛变得轻松起来。张医生说："这就对了嘛，您看您这么帅气可爱的老小伙，大家都可喜欢您了，以后可不要吹胡子瞪眼生气啦！您还有高血压呢，情绪太激动，心跳就加快了，血管也会收缩，这样血压就会升高。我们的血管就像水管一样，长期压力过大，血管万一破了就严重了。所以您呀，一定要少生气。"

张医生三言两语就把张大爷哄得乐呵呵的。他不好意思地干咳两声说再也不会乱发脾气了。

接着张医生又嘱咐王护士："给张大爷的家属也反映一下这件事，告诉他们老爷子的身体状况以及咱们的建议，让他们来看望老爷子的时候，也给老爷子说说。我们两方面劝说，老爷子会理解的，你们开展工作也会更顺利！"

在老年公寓实习的短短两个月时间里，我在张医生身上学到了很多。她既有医生果断自信的气质，也有比常人更多的细心耐心；不仅温柔，而且坚定，充满力量。她的言行很好地诠释了那句"有时是治愈，常常是帮助，总是去安慰"的名言。她是众多医务工作者中最平凡而普通的星星，但她让我看到医者仁心的具象化表现，让我理解了健康所系、性命相托的责任重大。医途璀璨，在前辈的指引与示范下，我希望自己也能够有所作为，做一颗照亮他人生命健康的星星！

陪伴

文／郭雯（全科医学院）

"呼……呼……"狂风呼啸，大树在凛冽的西北风中摇晃着身子。在这样一个天气恶劣的夜晚，与呼啸的风声相附和的是一阵"丁零零"的电话铃声。

"您好，急诊科。"电话那头道。

"您好，肾内科。"我在电话这边回。

"老师您好，120刚刚送来了一个颜面、双下肢水肿的患者，患者现在喘得不行，麻烦您尽快下来看一下。"那晚恰逢我跟着老师一起上夜班，刚准备和老师去值班室休息的时候，急诊科的电话打破了那一晚的宁静。

挂掉电话后我赶忙喊了老师，我俩赶紧向急诊科赶。推开诊室门，便看见了一位六七十岁的老奶奶，双颊绯红，或许是天气寒冷的原因，又或许是某种疾病的表现，正费力地呼吸着。旁边蹲着的是她的老伴，满脸愁容，如看见救世主般望着我和老师。

我们为奶奶进行了简单查体，心脏可以听见明显的心脏杂音，双下肢明显的凹陷性水肿，走路都费劲。和急诊科医生简单交流后，我们立即用轮椅将奶奶转运到肾内科病房。由于她喘得很厉害，虽然暂时不明确气喘的原因，考虑到目前情况，一进病房先给奶奶吸上了氧气。我和老师看了急诊病历和急诊做的一些检查，心电图并没有明显异常。然后我们进行了详细的问诊。原来奶奶家住在很远的一个村子，发现腿肿已经有半个月了，气喘是最近一周才出现的，奶奶虽然觉得不舒服，但一直忍着。爷爷察觉到了奶奶的不舒服，便做主打了120急救电话，来到了我们医院。奶奶只有一个女儿，已经嫁到了别的村子，只剩下奶奶和爷爷相依为命。

问诊结束后我们又对奶奶进行了全身详细的查体。据描述，她之前就有类似水肿的情况出现，在当地县医院住院诊断为肾衰竭，出院后长期口服降压药、利尿剂等药物。查体结束后我们回到了办公室给奶奶开了一些相关检查及治疗药物。等我再次回到病房进行谈话签字时，我才有空仔细观察一直沉默寡言、不太说话的爷爷。他是典型的淳朴劳动人民的样子，在如今科技发达的时代，还用着小灵通，更不用提我们现在用的微信什么的，他肯定也不会用。向爷爷告知了奶奶住院后一些注意事项，由于爷爷和奶奶都不会写字，没法签字，只能改成按手印。然后我告诉爷爷需要去一楼办理住院手续和登记医保。爷爷转身从他提来的红星软香酥袋子里掏出了一个红色塑料袋，刚开始我还以为是吃的，直到爷爷打开袋子我才看到原来是包好的钱。爷爷把塑料袋递给我，我连连推脱，告诉爷爷，"住院费不是交给我，是需要去医院一楼大厅收费处交。"不知为何，看着爷爷总想起自己的爷爷，我又叮嘱道："爷爷，这钱您先收好，明天早上您把钱和奶奶身份证带着，我带您到收费处和登记医保的地方去。"做了一些相关加急检查，吸上氧，吊上液体，奶奶的症状好了很多。

第二天一早，我抽出点时间带爷爷去办理了住院手续和登记医保。考虑到爷爷奶奶不识字且沟通交流不太方便，我们让爷爷联系一下女儿，让女儿来医院照顾。结果爷爷走得急，没带手机充电器，小灵通熬了一晚上没电了。没办法，我只能带着爷爷去护士站的座机打电话。电话拨通后，我们大概描述了一下奶奶的情况，询问她能否到医院来，对方因一些特殊情况无法来医院，询问是否可以办理转院，且已经联系好了当地医院。老师们商量了一下，向奶奶女儿告知了奶奶目前心衰合并肾衰的复杂病情，路上可能会出现一些突发情况，如果她那边已经联系好了，我们这边和 120 沟通好后就办理转院。

和家属沟通完后我们又急忙联系了急救中心，幸运的是他们刚好要出市去接一个患者，我们为奶奶进行了简单处理后将奶奶送上救护车。虽然相处的时间并不长，但奶奶和爷爷临走的时候还是连连道谢，在这个寒冷的冬日，我和老师心里也不由得升起了一丝暖意。

我们常说"陪伴是最长情的告白"，看着奶奶和爷爷远去的身影，我仿佛更具象地感受到了这句话的含义。或许陪伴是年轻时的相互扶持，是中年时的相互依偎，是老年时的相互搀扶。在细水长流的日子里，陪伴的价值之所以弥足珍贵，不仅因为它让人获得相互扶持的踏实与笃定，还因为它关乎人们处理亲密关系的方法。奶奶和爷爷虽然都大字不识一个，但只要爷爷陪伴在奶奶身边，奶奶便有了战胜疾病的勇气。陪伴既是一种情感表达，也是一门人生的学问。人与人之间以真诚相待，陪伴才更有力量，生活才更有滋有味。

在离别中学会爱

文/毛万兵(全科医学院)

请让我为你讲述一段关于乳腺癌患者临终关怀的故事。在这段故事里，我领略了一份刻骨铭心的爱情，邂逅了一位良师，见证了医者的仁心；同时，也更深刻地体悟了特鲁多医生那句"有时去治愈，常常去帮助，总是去安慰"。

今年年初，按照规培轮转计划，我来到肿瘤内科报到。我穿过病房走廊，第一感觉便是异常安静且略显沉闷，只有护士站和医生办公室里的医护们各自忙碌。

我的带教老师姓杨，个子不高，微微发福，脸上常洋溢着温暖的笑容。他工位的正对面是孙老师的工位。

这天晨交班完毕，我和师姐随杨老师查房。查完重症监护室的患者时，我见到了故事的主人公王姐。她看上去年纪颇轻，泛黄的肤色与姣好面容形成的鲜明对比令人印象深刻。如果不是身在病房，没有皮肤黄染症状的话，恐怕难以察觉她是一位病入膏肓的患者。她静静躺在床上，因化疗已剃光了头发，眼神也略显呆滞，但丝毫不影响她秀挺美丽的容貌。如此美好的人，却逃不过病魔侵扰，我不禁有些黯然。

她的爱人个子不高却壮实，长相帅气，打眼看去和她十分般配。可是，他的脸庞虽坚毅却透着几分憔悴，发红的眼眶下挂着乌黑的眼袋，显然是长期陪伴与担忧留下的痕迹。

孙老师将他叫了出去，在病房外交流。我们从一旁路过，耳朵里捕捉到的三言两语里有着要做好心理准备之类的表述。"她的病情的确相当严重了。"我内心恻然。

杨老师对她也很关注。回到办公室，他问我："小毛，那位患者黄染，你考虑是什么情况？"

"既然住在咱肿瘤科，可能是肝癌，也可能是肿瘤的肝内转移。"

"没错，她是昨天中午新收的患者，孙老师负责，回头你和师姐好好查看一下这个患者的入院情况，追踪一下。科室里近期出现肝损害且伴皮肤黄染的肿瘤患者很少，借这个机会你们好好学习一下。你的轮转时间有限，想要学到东西，就得尽量多去了解不同的病种。"

王姐被诊断出三阴性乳腺癌已 3 年。这种癌症恶性程度较高，极易发生远处脏器转移，治疗效果不佳，预后也不好。不幸的是，她已经出现腹膜后淋巴结转移、肝内转移和脑转移，病情已无法逆转。

她的身体日渐衰弱，肝内转移引发了皮肤黄染，进食困难，随时可能引发恶病质，生命的烛火飘摇不定，渐欲熄灭。她的身体状况已无法耐受任何抗肿瘤治疗，家人同意采取姑息性治疗，尽量缓解她的痛苦。中途，我们将她转至单人病房。她的母亲一直在身旁悉心照料。老太太看上去既痛苦又无奈。

我们知道在技术上帮不了她什么了，只有尽全力提供临终关怀。除了关注她的身体症状，更重视心理与情感上的需求。在王姐的最后这段时光里，尽量让她和她的家人感受到关心和支持。

无论我们做出何种努力，那微弱的烛火终究还是静静地熄灭了。我永远记得那个下午，我和杨老师正在值班，护士长大声呼喊我们，我们飞奔过去抢救。

协助抢救时，我需要将她的身子稍作倾斜。我平日能卧推80公斤的重量，翻动她60公斤的身体时，却感到格外沉重，渐渐地竟有些坚持不住。那熟悉的沉重感让我感受到，短短两分钟里，生命正在我手上悄然流逝。

发现异常状况后我们就立刻联系了她的爱人，电话那头说20分钟赶来，但10分钟后他便出现在了病房。我不知道他的车开得有多快，可我能想象出他一路风驰电掣中一定满心想的都是不能错过和爱人的最后一面。

确认死亡后，我和杨老师默默退出了病房。我轻轻扭动门把手带上了门。房内传来了悲恸的哭声。

5分钟后，我们听到王姐的母亲大声哭喊："快来救人！"我们匆匆赶到病房，发现男人悲伤过度晕倒在地。杨老师连忙扶起他，我赶紧找来袋子套在他口鼻上，缓解他换气过度导致的呼吸性碱中毒。

男人缓过来后，脚步发软，踉跄走到爱人跟前，紧紧抱着她，久久不愿松手。他的泪水流淌在她的脸上，将她枯槁黯淡的面容滋润得似乎生动起来。他的痛苦深深感染了我，我的眼眶不禁湿润，感慨命运不公，如此深情却不能共白头。

太平间的师傅在门外等了许久，连连催促。杨老师向男人解释道，患者若在病房停留太久，肢体僵硬，就没办法穿好寿衣了，这个时候先节哀，让患者体面地离去更要紧。

泪珠从他的脸颊滑落，他依依不舍地与妻子做最后的告别。"你要以身体为重，你的妻子也不希望你这样。尽管她已经离开了，但她的爱永远陪伴着你。希望你能在悲伤中找到力量继续前行……"杨老师安慰了他良久。

这是一场无比悲痛的离别。这个过程中，我深深地体会到了癌症患者终末期临终关怀的重要性。它不单单是提供医疗护理，更是给予患者与家属心灵上的支持与安慰，让患者在最后的时光里得到尊严，让家属在悲痛中寻得一丝慰藉。生命如此脆弱而珍贵，我们理应珍惜每一刻，关爱身边的人。

我也十分感激在医学道路上遇见杨老师。他不仅传授我知识，更教会我什么是医者仁心。

美国医生葛文德在《最好的告别》一书中写道：有时候，我们可以提供治愈，有时候只能提供慰藉，有时候甚至连这一点都做不到。但是，无论我们能够提供什么，我们的干预以及由此带来的风险和牺牲，只有在满足患者个人生活的更大目标时，才具有合理性。

我很感激我从医之路上所遇到的每一个人，不仅是我的老师，还有我的患者。他们用生命的故事、爱与陪伴的故事，帮助我成长，教我向着成为一名温暖且坚定的医生的目标一路前行。